口腔領域の漢方治療
勿誤歯科室方函口訣

小澤夏生 著

医歯薬出版株式会社

This book is originally published in Japanese
under the title of :

KOUKUU RYOUIKI NO KANPOU CHIRYOU – FUTSUGOSHIKASHITSUHOUKANKUKETSU
(Kampo [Japanese traditional] medicine for oral diseases – To avoid
mistakes in prescription of Japanese traditional medicine at the dental clinic)

Author :
   OZAWA, Natsuo
   Ozawa Dental Clinic Akita

© 2025 1st ed.

ISHIYAKU PUBLISHERS, INC.
   7-10, Honkomagome 1 chome, Bunkyo-ku,
   Tokyo 113-8612, Japan

は じ め に

　私が最初に漢方を治療として活用し始めたのは，老人施設への訪問歯科治療を始めた33年程前のことである．このきっかけを与えてくれたのは，上下総義歯の不調を訴える70代の男性入所者であった．義歯を診たところこれといった問題は無く，ただ口腔粘膜の乾燥が問題に思えたため，八味地黄丸を処方したところ大変喜ばれたのであった．当時は歯科による訪問診療もまだ手探り状態であり，況して歯科治療に漢方薬を用いることは一般的ではなかった．しかし予想を上回る患者からの好反応には，こちらも何か己の治療者としての居場所が見つかったような嬉しさを今でも覚えている．

　元来は学術的な世界とは距離があった私であったが，この嬉しさが幸い向上心に繋がって，当時慶應義塾大学医学部の教授であった名波智章先生のお取り計らいで，同大学の歯科・口腔外科教室で研究する場所を得て今日に至っている．その頃既に慶應では，再発性アフタを中心に漢方治療のシステムを構築し臨床で実践されていた．そこで私が学んだことは，一つの病態について現代医学（西洋医学）の観点と伝統医学（東洋医学）の観点から複眼的に病態を検討し漢方薬の処方を決定するという姿勢であった．また，口腔外科の勤務と並行して同大学病院の漢方クリニックで8年間，漢方治療の外来に陪席できたことは良い経験になった．

　我が国の医療体制は，医科と歯科に別れており，この分化は大学教育制度に端を発する．歴史を振り返ると，明治期に漢方は医療の主要なプレイヤーから外された．同時期に現在の歯科医療の原型は米国から，開港間もない横浜を経由して入って来た．結果として日本の歯科医師には漢方のDNAは受け継がれないことになってしまった．幕末の名医・尾台榕堂は，その著書『類聚方広義』の中で排膿散及湯が抜歯後の管理に良いということを書いていたが（〈癰の治療〉4．排膿散及湯『吉益東洞経験方』参照），件の理由で，長年その教えの受け手がいなかった．

漢方を勉強していると歯科医療関係者だけではなく，医科の各領域の専門家や薬剤師，栄養士など分野を超えた知己を得ることはしばしばである．そして，口腔領域の漢方治療の資料は，他の領域に比べて決して多いとは言えない状況である．この領域を各分野からの情報を得て埋めていくことは，日本の伝統医療を現代において，確固たるものにする意味でも大事なことであると考える．本書が少しでもその役に立つのならば幸甚である．

　なお，サブタイトルの「勿誤歯科室方函口訣」は『勿誤薬室方函口訣』にちなんだものである．『勿誤薬室方函口訣』はご存じのように幕末から明治期にかけての大家・浅田宗伯によるものである．口腔領域において漢方薬を用いるときに誤りのないように先哲にあやかり，そして自戒の念を込めた．

2025 年 1 月

小澤　夏生

本書の読み方

　本書では口腔領域の疾患を項目に分け，最初に漢方治療の症例を提示し，臨床での考察や患者とのやりとりについて述べる．その際の患者の描写は，学会等の発表より多少平易な表現とした．その理由は，漢方は「実践の学問」とされ，証を決定するときに使用される四診は望診，聞診，問診，切診からなり，患者とのやりとりが西洋医学と異なることを意識したためである．これを踏まえて，疾患別に西洋医学的視点，東洋医学的視点に分けて解説する．疾患別としたので，どこから読んでも，必要なところだけ読んでも役に立つような構成にした．方剤解説は我が国でエキス剤になっているものを対象とし，基本的な解説は他書に譲り本書では自らの経験に基づいた使い方について解説した．

目　次

はじめに

本書の読み方

Ⅰ 口内炎（再発性アフタ）……1

■症例提示……1

症例Ⅰ-1　痩せ型の 20 歳男性の繰り返す口内炎……1

症例Ⅰ-2　仕事が忙しく，便秘傾向の 40 代サラリーマンの口内炎 ……2

症例Ⅰ-3　介護トラブルのある 62 歳主婦の繰り返す口内炎……2

症例Ⅰ-4　半夏瀉心湯が無効になった再発性アフタに抑肝散加陳皮半夏 ……3

症例Ⅰ-5　「渇して水漿を引く者」を想起させた再発性アフタ……4

症例Ⅰ-6　大酒飲みの再発性アフタ……5

■病態解説……6

西洋医学的視点……6

東洋医学的視点……8

心身症としての再発性アフタ……8

再発性アフタの漢方治療……11

再発性アフタに用いる方剤……11

Column：エキス剤も工夫が大事……12

Ⅱ 口腔乾燥……13

■症例提示……13

症例Ⅱ-1　58 歳男性教職員の口腔内の不調……13

症例Ⅱ-2　79 歳女性の汗かきを伴う口腔乾燥……14

症例Ⅱ-3　76 歳女性，口腔乾燥による義歯の不調……15

症例Ⅱ-4　66 歳主婦，口腔乾燥と右耳下腺の腫れと痛み……16

■病態解説……17

西洋医学的視点……17

東洋医学的視点……17

唾液腺……18

唾液分泌の東西比較……19

口腔乾燥の漢方治療……19

口腔乾燥に用いる方剤……24

Column：唾液分泌過多症……25

症例Ⅱ-5　流涎に真武湯が有用であった症例……25
流涎……26

Ⅲ 口腔異常感症……28

■症例提示（狭義の舌痛症，顎関節痛など）……28

症例Ⅲ- 1　唾石症の術後に生じた舌痛……28
症例Ⅲ- 2　感冒後の舌の異変と痛み……29
症例Ⅲ- 3　口腔カンジダ症の痛みと舌痛症の痛みの併存した症例……30
症例Ⅲ- 4　真武湯，甘麦大棗湯が有効であった口腔異常感症の1例
　　　　　　……31
症例Ⅲ- 5　右側顎関節周囲の違和感と咬合時痛を訴える女性……32
症例Ⅲ- 6　カルバマゼピンが無効であった口内痛に葛根加朮附湯が有効
　　　　　　であった1例……33
症例Ⅲ- 7　確定申告と味覚異常……34
症例Ⅲ- 8　顎関節症，口腔乾燥，味覚障害を併発した症例……34
症例Ⅲ- 9　歯痛を主訴とする口腔異常感症……35
症例Ⅲ-10　歯の知覚過敏と口唇のピリピリ感に帰脾湯が有効であった症例
　　　　　　……37
症例Ⅲ-11　舌のしびれ，乾燥感に加味帰脾湯が有効であった症例……39
症例Ⅲ-12　病名（口腔異常感症）は変わらなくても証が変化した症例
　　　　　　……40
症例Ⅲ-13　COVID-19罹患後の味覚障害に漢方薬が有効であった症例
　　　　　　……41

舌痛症 ……42

■病態解説……42

西洋医学的視点……42
東洋医学的視点……45
移情易性……47
鬱証の臨床分類……48
口腔異常感症に用いる方剤……49

味覚異常 ……49

■病態解説……49

西洋医学的視点……49
東洋医学的視点……51
Column：基本4味覚と旨味，脂味……52
味覚異常の治療……54

歯痛 ……55

vii

Ⅳ 顎関節症……56

■症例提示……56
症例Ⅳ-1 会社内の配置転換がきっかけになった顎関節症……56
症例Ⅳ-2 義理の母の介護生活をする58歳女性の顎関節症……57
症例Ⅳ-3 産休明けを控えた時期に開口障害を発症した女性……58
症例Ⅳ-4 顎関節症に葛根湯を用いた症例……59

■病態解説……59
西洋医学的視点……59
東洋医学的視点……60
漢方の「痛み」のとらえ方……61
痺証……61
顎関節部を中心とした不調に対しての漢方的対応……63

Ⅴ オーラルフレイル……64

■症例提示……64
症例Ⅴ-1 アフタと顎関節の状態が同時に悪化し，摂食が難儀になった症例……64
症例Ⅴ-2 口腔乾燥による義歯の不調に八味地黄丸……65
症例Ⅴ-3 口腔乾燥と義歯の不調に抑肝散加陳皮半夏……66
症例Ⅴ-4 舌の痛みに八味地黄丸と食養生（養生の症例）……67
症例Ⅴ-5 口腔粘膜をゴッソリ持って行かれた介護職員（未病の症例）……68
症例Ⅴ-6 脳梗塞後遺症のある63歳女性の繰り返す口内炎……69

■病態解説……72
オーラルフレイルの位置……72
オーラルフレイルの症状と対策……72
東洋医学的視点……73
Column：医食同源……76
日本の養生……77
Column：夏の養生……78

Ⅵ 歯周病……80

■症例提示……80
症例Ⅵ-1 抗菌薬に副作用の既往のある女性の智歯周囲炎に排膿散及湯……80
症例Ⅵ-2 抜歯を希望しない多数歯が動揺する歯周炎の患者に排膿散及湯……80
症例Ⅵ-3 消炎切開手術後の経過不良の患者に排膿散及湯……81
症例Ⅵ-4 歯周炎に排膿散及湯合桔梗石膏が有効であった症例……81

症例Ⅵ-5　長期歯周病管理に漢方薬が有用であった一例……82
■**病態解説**……82
　　歯周病の治療に漢方薬を組み入れる視点……82
　　癰……83
　　癰の治療……84
　　内托法……87
　　歯周病の漢方治療……88

Ⅶ 漢方製剤を使用した含嗽療法……89

■**症例提示**……89
　　症例Ⅶ-1　義歯よるカタル性口内炎……89
　　症例Ⅶ-2　授乳中の34歳女性の繰り返す口内炎……89
　　症例Ⅶ-3　口蓋隆起のため繰り返す口内炎……90
　　症例Ⅶ-4　義歯によるカタル性口内炎に口腔カンジダ症を併発した症例
　　　　　　……90
　　症例Ⅶ-5　ステロイド軟膏が無効の再発性アフタ……90
　　症例Ⅶ-6　口内炎の時ステロイド軟膏が苦手な症例……91
　　症例Ⅶ-7　抗がん剤による口腔粘膜炎に対する半夏瀉心湯の応用……91
■**病態解説**……94
　　口腔粘膜炎の発生機序……94
　　口腔粘膜炎に対する半夏瀉心湯の外用における作用……94
　　使用時期……96
　　使用方法……96
　　内服と使用時の注意……97
　　含嗽に使用する他の方剤……97

Ⅷ 口臭……99

■**症例提示**……99
　　症例Ⅷ-1　抜歯後の排膿散及湯を継続した症例……99
　　症例Ⅷ-2　症例Ⅱ-1を参照……99
■**病態解説**……100
　　東洋医学的視点……100

Ⅸ 方剤解説

　　1　葛根湯……101
　　2　葛根湯加川芎辛夷（葛根湯加辛夷川芎）……101
　　3　葛根加朮附湯……102
　　4　桂枝加朮附湯……102
　　5　八味地黄丸……102

6　六味地黄丸……106
7　牛車腎気丸……106
8　柴胡桂枝湯……106
9　半夏瀉心湯……107
10　黄連解毒湯……108
11　半夏厚朴湯……108
12　五苓散……109
13　当帰芍薬散……109
14　加味逍遙散……110
15　桂枝茯苓丸……110
16　補中益気湯……110
17　釣藤散……111
18　十全大補湯……112
19　抑肝散……112
20　抑肝散加陳皮半夏……113
21　温清飲……113
22　排膿散及湯……114
23　黄連湯……114
24　茵蔯蒿湯……115
25　三黄瀉心湯……116
26　帰脾湯……116
27　加味帰脾湯……117
28　立効散……117
29　梔子柏皮湯……118
30　平胃散……118
31　白虎加人参湯……119
32　麦門冬湯……119
33　四逆散……120
34　小柴胡湯……120
35　大柴胡湯……121
36　芍薬甘草湯……121

Ⅹ　漢方エキス製剤運用の注意点……122

■漢方処方の決定の方法……122
証と四診……122
投薬反応……123
臨床検査……124

■注意を要する生薬，その他……124
1　麻黄……124
2　甘草……125

3　附子……126
　　Column：甘草について……127
　　4　大黄……128
　　5　桂皮……128
　　6　当帰……129
　　7　黄芩……130
　　8　山梔子……131
　　9　膠飴……131
　　10　石膏……132
　　11　乳糖……133
■日常生活の薬との関連……133

あとがき……135

文献……136

索引……137

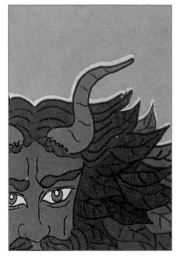 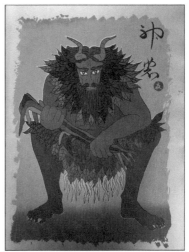

● 表紙のデザインについて ●

　筆者は昔から美術も好きで，版画制作もしている．少し前の作品になるが，漢方に関係のある「神農（しんのう）」を描いた作品を使って本書の装丁を考えてみた．古代中国の伝承に登場し，医薬と農耕を司る神とされている神農．古代中国に伝わる薬物の知識が集録された『神農本草経』に名が冠されていることから，東洋医学に興味のある方にとっては，なじみのある名かもしれない．一方，古代中国，しかも伝承の人物ということで，その存在は神秘な謎に包まれ，想像が掻き立てられる．漢方治療で大事なことの一つは想像力であり，思いを巡らすことである．韓非子の言葉に「人希見生象也，而得死象之骨，案其圖以想其生也，故諸人之所以意想者皆謂之象也」（古来中国では生きている象を見ることは稀である．しかし死んだ象の骨を見て象の姿を推測し，生きている象を想像できる．ゆえに，頭の中で想い浮かべるものを象という）がある．見えないものを見る力は「四診」に通じる．想像の「神農」を表紙とした所以である．　　　　　　　　　　　（小澤夏生）

I 口内炎(再発性アフタ)

◎口内炎の中で特に再発性アフタは，漢方治療に対して反応がよい疾患の印象がある．1980年代には慶應義塾大学医学部の歯科・口腔外科教室では再発性アフタを熱証ととらえ，臨床的に四型に分類し，漢方薬（エキス製剤）を投与し有効率が70％を超える結果を出していた．口腔領域で，日常の臨床でも多く治療する機会もあり，また，漢方を初めて臨床応用するには，再発性アフタからがよいと思うので最初の記載とした．

症例呈示

症例 I-1
痩せ型の20歳男性の繰り返す口内炎

身長172cm，体重48kg．学生である．主訴は「口内炎が繰り返し，口の中が痛く食事が摂りにくい」とのことであった．併存症などなかったが，家族歴として患者の父親は調理師で，以前口内炎の治療を担当したことがあった．現病歴は10年前より1カ月に1～2回の周期で口腔粘膜にアフタが出現．初診1カ月前より治りにくくなり痛みも増してきた．初診時には舌尖部に3×3mm類円形のアフタを認めた．胃の調子は良いが時々下痢．食事時間が不規則．コーラが好きで時々多飲する．患者の家は当院の近所なので，小さい時から知っていた．背高がヒョロヒョロ伸びて，色白で痩せている．まだ少年の感じが残っていた．

漢方的所見として，手足の冷え．疲れやすい．舌候は白苔，腹候は心下痞があり腹力中程度，脈候は細，数．便秘はなく軟便傾向．

以上の所見により上焦の熱と下焦の寒の存在により半夏瀉心湯7.5g/dayを処方した．

治療経過は，半夏瀉心湯7.5g/dayとして効果を得ていた．内服より2カ月後また再発するようになった．問診したところ仕事(アルバイト)

のために炎天下で長時間自転車に乗っていたとのことであった．顔も日焼けしていた．ここで石膏を使うか，瀉心湯の清熱のベクトルを上げるか考えたが，以前この患者の父親のアフタの治療で黄連解毒湯を使用したことを思い出し，半夏瀉心湯 7.5g/day 合黄連解毒湯 6c（2.16g）/day とした．またコーラの多飲は控え麦茶などに変える生活指導を行い安定し，1カ月後は半夏瀉心湯だけとし，その後安定終了とした．

症例 I-2
仕事が忙しく，便秘傾向の 40 代サラリーマンの口内炎

48歳，男性，会社員．主訴は口内炎が繰り返すことであった．併存症として糖尿病と口腔乾燥があり，3カ月前より口内炎が繰り返していた．診察すると舌尖部に 2mm ほどのアフタ性口内炎を認めた．身長 174cm，体重 72kg．ガッチリした体格で声がハッキリしていて，仕事人間の感じを受けた．40歳を過ぎた頃より体重が増加し，仕事が忙しく，イライラ，不眠があった．また若い頃より便秘傾向とのことである．漢方的所見として腹候は心下痞鞕，腹力充実，脈候はやや浮，数．舌候は紅舌，黄苔であった．心熱と胃熱の存在がうかがわれ，便秘があるので三黄瀉心湯 3c（0.84g）/day を処方とした．3週間後，寝つきが良い，イライラ軽減，便がやわらかくなった．アフタの出現期間，周期ともに改善．3カ月以降は忙しいとのことで奥さんが薬だけ取りにみえられた．アフタは出現なし，体調良好とのことであった．調子の良い時は薬の減量を指示し，働き過ぎの注意と季節は初夏であったため夏の養生（☞ V -オーラルフレイルの「3．養生」の項参照，p.74）のことを伝えた．

症例 I-3
介護トラブルのある 62 歳主婦の繰り返す口内炎

身長 154cm，体重 55kg，血圧 128/78mmHg，肌は浅黒く，艶は

ない．体つきはシッカリしていた．歯科定期検診の折り，口内炎が出やすいとの訴えがあった．他に，疲れやすい．食べ過ぎがあり満腹でも食べたくなる．足の火照りと睡眠障害があった．足が火照り眠れないので，冷えピタを貼って寝ているとのことであった．また，実家に高齢の母が独居，父は老人施設，弟は遠方で介護に参加してくれない，という家族間の不安，不満を持っていた．脈候は沈，実．舌候は白苔．腹候は腹力中．以上の所見により，陰虚内熱と弁証．温清飲 7.5g/day 処方．2週間後口内炎が出なくなった．食欲の抑制が効く．寝つきが良い．足の火照りが楽になった．

同処方継続．処方5週間後，診察の時，「10日ほど前，風邪を引き漢方内服を一時中止していたら口内炎の再発があった．漢方を再開後調子が良い」「以前は飼い猫に起こされると眠れなかったが，また眠ることができるようになった．足の火照りも落ち着いている」「足の火照りがひどい時は，夜中でも冷えピタをコンビニに買いに行っていた」の発言あり．順調な様子だが，こちらが思っているより心熱が強かったようだ．体重が1kg減少．血圧112/68mmHg．同処方継続．

症例 I-4

半夏瀉心湯が無効になった再発性アフタに抑肝散加陳皮半夏

39歳男性．病院勤務．主訴は再発性アフタ．X-1年，再発性アフタを半夏瀉心湯で治療し寛解し終了になっていたが，再びアフタが出現．その際残っていた半夏瀉心湯を内服したが効果が得られないために再来院した．X-1年の診療録では『身長172cm，体重70kg，血圧143/61mmHg．脈拍56bpm．30歳を過ぎた頃より，アフタがよく出る．最近は1カ月で2回出現．疲れている時は特に出現．足の冷え（+）．食欲（+），食べる量は多い．脈候は滑，実．腹候は心下痞鞕+．舌候は薄白苔．5カ月ほど半夏瀉心湯を続け終了した』となっていた．今回は1カ月ほど前よりアフタが連続して出現．現在口内に痕跡を含め5カ所アフタを認めた．その他1年後の変化は，手足の冷えの増悪．中

途覚醒，食いしばりの自覚．脈候は浮，滑，実．腹候は脇胸苦満，胃内停水．舌候は胖大舌，白苔．肝脾不和と弁証し抑肝散加陳皮半夏 9.0g/day 処方．処方 10 日後漢方は飲んでいるが，同方を患者自身で調べ精神科の薬と思い，少し不安になっていたので，十分に漢方の説明を行った．処方 35 日後アフタは出現しないか出現しても大きくならない．処方 49 日後アフタは全く出現せず．処方継続．

漢方治療の大きな目的はこの再発性アフタを含め，陰陽のバランスの立て直しである．『素問』生気通天論に「陰平陽秘」として語られている．再発性アフタは日常診療では黄連・黄芩を含んだ瀉心湯類が効果的であるが，本症例は半夏瀉心湯が無効になり，証を取り直した．本人があまり自覚していないストレスにより中枢神経系の興奮作用で消化機能がダメージを受け湿痰をきたし，熱となり口瘡（アフタ）を生じたと弁証し抑肝散加陳皮半夏を処方し効果を得た．

「肝脾不和で湿の存在が熱となり再発性アフタが出現」

症例 I - 5

「渇して水漿を引く者」を想起させた再発性アフタ

83 歳女性．主訴は「以前作った入れ歯が唇に当たり痛いので見て欲しい」であった．現病歴は「2 カ月前より口唇および口腔内が痛み近医内科からデキサルチン軟膏が処方された．その軟膏で治るが，すぐ他が痛くなり食事ができない．最近少し痩せた（2〜3kg）ので，入れ歯が合わなくなり唇を擦る為と思った」とのことだった．診察すると口唇裏，舌にアフタがあった．

身長 155.5cm．体重 56kg．血圧 133/65mmHg．脈拍 87bpm．問診では「汗は首から上によく出る．便秘がある．小便は日中 4 回ほど」さらに「食欲がなく，口が乾き，果物を食べたり，栄養ドリンクを飲むがすぐ疲れてしまう」，『傷寒論』にある「此為瘀熱在裡」がうかがえた．舌候は白苔，裂紋．脈候は浮やや数．腹候は軟弱無力であった．経過は初診に茵蔯蒿湯 6c（2.16g）/day を処方．内服時，もし下痢が辛い時

は減量して続けるように指導した．14日後の再診では，アフタの再発はなく，上唇にヘルペスができていた．初診から2週間の経過を伺うと，「3日間は処方指示に従い内服．初日より便通がついたが3日目に水様性の強い下痢，その後3日ほど休薬したが便通がないので減薬して再開．その後内服継続．アフタの再発は認めない．「暑い日でも汗はかかない．水分を前ほど取らなくなった．食欲が湧いてきた」とのことであった．以降，茵蔯蒿湯4c（1.44g）/dayに変更．下痢，便秘なく便通良好．アフタの再発は認めない．4カ月後安定しているので終了とした．

　茵蔯蒿湯を再発性アフタに用いる典型的な症例に思われた．参考までに『傷寒論』第236條は「陽明病，發熱汗出者，此為熱越，不能發黄也，但頭汗出，身無汗，劑頸而還，小便不利，渴飲水漿者，此為瘀熱在裡，身必發黄，茵蔯蒿湯主之」となっている．その和訓は「陽明病，発熱汗出ずる者は，此れを熱越すと為し，黄を発すること能はざるなり，但だ頭に汗出で，身に汗無く，劑頸して還り，小便不利し，渇して水漿を引く者は，此れ瘀熱裏に在ると為し，身必ず黄を発す，茵蔯蒿湯此れを主る」[1]である．この条文には口内炎を意味する「口瘡」の文字はない．まさに『傷寒論』は随証治療の手引書である．

症例 I-6
大酒飲みの再発性アフタ

　男性65歳．主訴は口内炎が治らないことであった．以前から頬粘膜，舌に口内炎ができやすかったが，3カ月前より特に顕著になり食事中しみて食欲がない．舌を噛みやすく，舌も動かせなくなってきたので来院となった．既往歴は，20代に胃潰瘍，56歳前立腺肥大．身長163cm．体重51kg．血圧152/92mmHg．脈拍72bpm．便秘傾向である．精神的にイライラすることは少ない．そして飲酒に関しては毎晩日本酒5〜6合飲み，その前にビール350mLを飲むということであった．東洋医学的所見は，舌候は白苔．脈候は滑，実．腹候は腹力中，心下痞鞕．口腔内所見では口腔乾燥は認めず，舌裏に典型的な直径

3mmほどのアフタ性口内炎を2個認めた．診断は再発性アフタ．弁証としては陽熱亢盛，胃熱とした．

第1診（6/6）お酒は体に熱を持ち，口内炎は体の熱によることを説明．飲酒を控えるように勧めた．患者の服薬のコンプライアンスをみていきたかったので黄連解毒湯6c（2.16g）/day×7day処方とした．

第2診（6/11）胃の調子が良い．下唇に新たなアフタ出現．漢方はしっかり飲んでいるとのこと．同処方14day．

第3診（6/24）アフタの出現周期，病期とも減少．同処方21day．こちらが想像していたより漢方薬はしっかり飲んでくれたようである．

第4診（7/15）経過良好．飲酒に関しては自己申告であるが，控えていることを確認し休薬とした．

1年後「左側舌縁が歯に引っかかる」を主訴として再来院となった．再発性アフタであった．X+1年（4/8）その時の現症は，血圧180/109mmHg．脈拍79bpm．食欲（+）睡眠（++）腹候は心下痞（+++）脈候は実，滑，長．舌候は潤苔，白苔〜やや黄苔．

飲酒量はビール350mL，日本酒2合で控えているとの話であった．黄連解毒湯6c×30day，ステロイド軟膏を処方した．黄連解毒湯はよく二日酔いに処方される方剤である．酒を控えるように養生することを指導しても飲んだ漢方で次も酒を美味しく飲んでいる可能性は否定できない．漢方は病気を治すのではなく病人を治すといわれているのだが…

病態解説

 ### 西洋医学的視点

口内炎とは口腔粘膜疾患の中で「口腔粘膜の2カ所以上の部位に炎症がある場合」を口内炎という．したがって，歯肉だけにみられる場合は歯肉炎，舌だけの場合は舌炎とよぶ．その特徴は様々な症候を呈して疾患が成り立っていることが非常に多く，症状が修飾されやすく，薬剤の副作用に起因する疾患も多い．例として抗がん剤の副作用による口内

炎がある．近年では半夏瀉心湯の含嗽が注目されている．本書ではVII -
漢方製剤を使用した含嗽療法のところで取り上げている．

　口内炎（口腔粘膜炎）の発生機序は大気汚染，抗がん剤，放射線治療，
紫外線，喫煙，ストレスなどによりフリーラジカルが発生し粘膜上皮基
底細胞の傷害を誘導する．次に，フリーラジカルが口腔粘膜細胞や血管
に傷害を与え炎症性サイトカインが放出．この炎症性サイトカイン放出
により，炎症や疼痛が発現する．さらに進行し，潰瘍形成や細菌の侵入・
感染に至り，症状は増悪する．

　口内炎は原発性と症候性があるが，西洋医学では歴史的に原因を外（外
因）に求めてきた（鉱毒によって起こる汞毒性口内炎など）．治療方法は，
原因のわかるものは原因の除去であり，全身疾患からのものはその疾患
への対応，原因のわからないものは対処療法ということになる．

　口内炎で臨床上最も多くみられるのが「**アフタ性口内炎**」で，赤く縁
取られた 2 〜 10mm 程度の丸くて白い潰瘍が，頬粘膜・口唇内側・舌・
歯肉などに発生．小さなものが 2 〜 3 個群がって発生することもある．
普通は 10 日〜 2 週間ほどで自然に消滅してあとは残らない．若い人に
多くできる傾向があり，難治性で広範囲の時は，ベーチェット病や他の
疾患との鑑別診断が必要である．その他として，ウイルスが原因で起こ
る口内炎としては，単純ヘルペスウイルスの感染が原因の「ヘルペス性
口内炎（口唇ヘルペス）」や，カビ（真菌）の一種であるカンジダ菌の
増殖が原因の「カンジダ性口内炎」などがある．また，梅毒・淋病・ク
ラミジアなど STD（性行為感染症）による口内炎もある．ウイルス性
口内炎に多くみられる多発性の口内炎は，口腔粘膜に多くの小水疱が形
成され，破れてびらんを生じることがあり，発熱や強い痛みを伴う．

　「**カタル性口内炎**」は，義歯や矯正器具が接触，頬粘膜の誤咬，細菌
の繁殖，熱湯や薬品の刺激などが原因で起こる口内炎である．口腔粘膜
の腫脹，発赤，水疱形成がみられる．アフタ性とは異なり，境界が不明
瞭で，唾液の量が増えて口臭の発生や口腔内の熱感を伴う時がある．ま
た，味覚障害を訴える場合もある．その他のものとして特定の食べ物や
薬物，金属が刺激となってアレルギー反応を起こす「アレルギー性口内

炎」，喫煙の習慣により口の中が長期間熱にさらされることにより起こる「ニコチン性口内炎」などもある．

 東洋医学的視点

　現代医学においてフリーラジカルやサイトカインの存在が口内炎の原因の解説に使われているが，東洋医学では古典（内経）の頃より，それを「熱」「火」とみてアプローチし治療にあたってきたものと思われる．

　口内炎は東洋医学において「口瘡」「口疳」「口糜」などの病名でよばれている．それらの原因は心身のバランスを失い体内特に消化器官に何らかの「熱」を持つことから起こるとされている．

　口内炎に関して東洋医学でキーワードになるのは「熱」または「火」である．「熱」と「火」との関係は，「熱の極まったものが火」[2]であるとされているが，文献を渉猟しても言葉の用い方はその状況に応じているようである．

　「火」は東洋医学理論の中で様々な意味を持つ．その中で生理的なものと，病理的なものが存在し，口内炎の原因になるものは病理的な「火」ということになる．**生理的な火**は人体のエネルギー，動力であり少火・君火・相火・命門の火があり，**病理的な火**は人体を傷害する病因であり，火邪・陰火・陽火・虚火・実火などがある．

 心身症としての再発性アフタ

　再発性アフタはアフタ性口内炎の中でも繰り返し出現するものをいう．再発性アフタは中医学では複発性口瘡とよばれて，中医臨床では病因の違いにより胃火口瘡と陰虚口瘡に分類されている．「胃火口瘡」は，脾胃の積熱が経を廻り口腔を燻蒸したものであり，「陰虚口瘡」は陰虚から生じた虚火が口腔を燻蒸し発症するとされている．

　漢方理論的には再発性アフタの発生のメカニズムは「火」，「熱」に焦点が当てられているが，実際の臨床で再発性アフタの患者を診ていると，直接的な「火」「熱」を感じ取るより，何らかのストレスが関与していることが多い．食欲不振，過食，多忙，不眠などの生活スタイルが併存

している．漢方治療の特徴は心身一如でありストレスが原因ということにおいても再発性アフタの治療に漢方治療は有効であり実際に効果を上げている．

そこで精神的なストレスと「火」「熱」の関係を考えてみたい．『素問』生気通天論の中で「陰平陽祕，精神乃治，陰陽離決，精氣乃絶」の一説がある．その意訳は「陰が固蜜になりすぎることなく穏やかであって，一方では，陽が暴れまわることなくひっそりとしていますと，肉体的な精気も，精神的な神気も，よく治まって調和が取れるものであります」[3]となっている．

そして章真如はその著書『風火痰瘀論』の中で「火は陰平陽秘の状況下のみ，その生理的働きを発揮する」[4]としている．

病理的な火を生理的な火に持っていくには陰陽のバランスが重要でありそのバランスをとることが根本治療である．歴代の名医は「火」を意識して治療をしてきた．

李東垣は『脾胃論』の中で「飲食の不摂生，寒温など環境への不適応は脾胃を傷つける．怒憂恐は元気を消耗する．脾胃の気が衰え，あるいは元気が不足すると，心火は一人盛んになる．心火とはすなわち陰火である」としている．

朱丹渓は『丹渓心法』の中で「陰虚による火証は治療が難しい．火が鬱しているものは発散させる必要があり，またどの経にあるかを見極める．軽いものは降火し，重いものはその性質に逆らわず上昇させる．実火は黄連解毒の類を使って瀉すべきであり，虚火は補うべきである」としている．

程鐘齢は『医学心悟』の中で「実火は六淫の邪と，飲食の傷であり，外から入る．まるで盗賊のようなものである．虚火は七情色欲，過労などにより，内から発する．まるで子供のようなものである」と述べている．病理的な火は心身のバランスや心理情動の影響により現れることを述べている．

火論の中で注目すべきは「**相火**」の存在である．相火は人体の恒常性に欠かせないものとされている．相火は，心の君火と相互に配合し合い，

腎陽が発揮する火により各臓腑を温養し機能活動を推動する機能を指す．肝・胆・三焦も命門に源を発する相火を内蔵する．しかし，**相火**は人体の恒常性が失われようとする時，姿を変えるとされている．それを「**相火妄動**」といい，生理的な火から病的な火になる．「相火妄動」は肝・腎の相火が，腎陰の滋養を受けることができないために妄動し，虚火衝逆の症状が現れることをいう．この一連の相火論は古典（内経）の頃より，フリーラジカルの存在が人体の心身に影響を与えサイトカインが人体にとって不利な方向に動き出すことを相火妄動ととらえていたと思われる．

私は再発性アフタを心身症の一つとして治療している（図1）．心身症の治療は「薬物療法」と「精神療法」の2つを活用して行う．生活

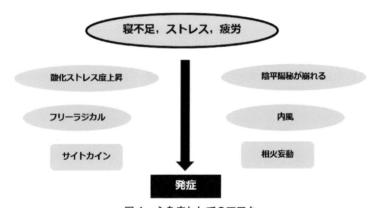

図1　心身症としてのアフタ

内風は外感風邪に属さないもの．病変中に現れるとされている．辞書や説明書によると症状として，目眩，失神，震え，麻木（知覚麻痺）口眼歪斜など強い症状を想起させる言葉が並んでいるが，再発性アフタの病因としての内風を考えてみたい．内風の代表的な原因として血虚生風，熱極生風がいわれている．内風の起源は肝にあり「肝風」ともいう．肝の働きは代表的なものに，疏泄作用と蔵血作用がある．肝が何らかの理由で疏泄作用に問題があれば気は巡らなくなり逆上し体内に熱を持つ．それを熱極生風という．また臓血作用が衰えると血に問題が起こり陰陽のバランスが崩れ，風が起こるとされている．それを血虚生風という．

内風は気の異常に他ならない．人はほんの少しのことで心が動揺したり度重なるストレスで心が疲れるものである．その時の気の異常な状態を先達は内風と名づけたのであろう．

スタイル，食生活，人間関係など様々なことを聞き取り，相手（患者）の理解を深め四診により方剤を決定している．東洋医学で心理療法は「意療」とされ重要な位置を占める．**「意療」**については，Ⅲ - 口腔異常感症（p.45）のところで述べる．

 再発性アフタの漢方治療

前述した通り再発性アフタは基本的に熱証である．「熱」を軸にそれに対応した方剤を選択する．そして漢方医学的な「虚実」「湿」や西洋医学的な「ストレス」「消化器症状」などを考慮に入れ方剤を選択する．

 再発性アフタに用いる方剤

1. 熱証の顕著なもの

黄連解毒湯は代表的な熱証に対しての方剤である．それに便秘など裏熱のあるものには三黄瀉心湯または茵蔯蒿湯となる．

黄連解毒湯と三黄瀉心湯の黄芩，黄連解毒湯と茵蔯蒿湯の山梔子は長期連用には注意を要す．

2. 湿熱証―熱証に湿が加わったもの

熱の強い順に茵蔯蒿湯，梔子柏皮湯，茵蔯五苓散，五苓散

3. 寒熱夾雑―熱証の中に寒症状の混じったもの

半夏瀉心湯，黄連湯，甘草瀉心湯（エキス剤はないが半夏瀉心湯に甘草湯を加える），女神散（場合により三黄瀉心湯を加える）

4. 虚熱証―陰虚による熱証

温清飲，八味地黄丸，六味地黄丸，十全大補湯

5. 脾虚証―気虚（消化器の機能低下，食欲の低下の訴え），熱証（内熱，虚熱）を伴うもの

補中益気湯，六君子湯，平胃散

6. 肝気鬱結―肝脾不和

大柴胡湯，小柴胡湯，加味逍遙散，四逆散，抑肝散（加陳皮半夏）

以上が代表的なものと考える方剤群である．

Column

エキス剤も工夫が大事

エキス剤の場合，合方の工夫も大事である．寒熱夾雑とは冷えの症状と熱の症状が同時に現れているもので，半夏瀉心湯が第一選択方剤である．口内炎自体が熱症状であり，その他熱証を窺う病態に煩躁，口渇，顔面紅潮があり，寒証の病態は腹部が冷えて痛む，下肢の冷え，軟便，下痢などがある．寒熱のバランスが半夏瀉心湯よりもやや熱証が強い場合は黄連解毒湯をその熱証の強さに合わせて量を調整し合方する．また甘草湯を足す時は下痢すなわち寒証に対応する意味がある．

陰虚による熱証とは，空焚きの鍋の状態，すなわちその人の「陽」よりも「陰」が足りないために結果として体が熱証になっている場合で，老人，激しい運動を行う人（アスリート），無理なダイエットなどが例として挙げられる．このタイプには老人なら八味地黄丸であり，長期に処方する場合，夏季には冷えが楽になるので附子，桂枝を除いた六味丸や下半身の不調の訴えが強い時は牛膝，車前子を加えた牛車腎気丸など，八味地黄丸を中心に方剤を選択する．アスリートやダイエット中の人には温清飲を処方することがあるが，最近多い症例では親の介護疲れの 60 代女性にこの温清飲を処方することが多い．温清飲は『万病回春』からの出典である．原典では黄連解毒湯と四物湯の割合は 1 対 1 であるがエキス剤では 1 対 2 でメーカーによって違いがある．この温清飲は空焚きの鍋の状態に対応するつもりで，火の調整は黄連解毒湯，水の調整が四物湯であり，その人に合わせてバランスを取ってあげるとよい．私の経験では親の介護疲れの 60 代女性は四物湯を足してあげると結果がよかった．

もう一つ例を挙げると加減涼膈散（浅田）という方剤がある．これは浅田宗伯が創方したものである．生薬構成は，連翹 3，黄芩 3，山梔子 3，桔梗 3，薄荷 2，甘草 1，大黄 1，石膏 10 からなり，体力中等度以上で，胃腸の調子がすぐれないもので口内炎，口の中の炎症に効果があるとなっているが，エキス剤では製造されていない．エキス製剤でこれに近いものを考えた結果，黄連解毒湯 3P，桔梗石膏 3P，大黄甘草湯 1P が不完全であるが近い処方になる．このような試行錯誤が方剤を使用する上で勉強になる．

口腔乾燥

◎口腔乾燥は症状で口渇（Thirst）と口乾（Xerostomia）がある．東洋医学では口渇は胃熱，肺熱など，また口乾は胃内停水，陰虚火旺，気鬱などととらえている．口腔乾燥は原因を考えると，とても範囲の広い疾患である．内服薬による副作用，室内環境，加齢，口呼吸，ストレス，季節，脱水，全身疾患の関連症状などが上がってくる．また外来診療において唾液量が十分であるにもかかわらず口腔乾燥を訴える患者がいるが，これは口腔異常感症の範疇ととらえ，解説はⅢ-口腔異常感症の項に譲る．

症例呈示

症例Ⅱ-1

58歳男性教職員の口腔内の不調

主訴は「歯がしみる，口が渇く，そして口臭が気になる」であった．併存症は脂質異常症，アレルギー性鼻炎．現病歴は数年前より，口腔乾燥のため，授業の講義中に話しにくさを感じていた．最近冷たい物が歯にしみることや，口臭も気になるので来院となった．

現症は身長165cm．体重68kg．血圧137/92mmHg．脈拍72bpm．無口な感じで中肉中背．ガムテスト9.0mL/10min（標準は10mL/10min）．コレステロールの薬内服（リバロ錠1mg/day）．ここ数年花粉症であるが，抗アレルギー薬の内服はなし．小便5回，夜間尿0回．冷え症状なし．胃腸の調子良好．過去に夏バテの経験あり．

経過は（X年12月11日）口腔内の不調の中でもいちばんの問題が左上6番で冷たい物がしみることであり，口腔乾燥は軽度，また口臭の訴えもあったが，口臭は他者からの指摘ではなく，自分が感じるとのことであった．歯科治療の必要な箇所が散見されたので，歯科治療が終

了した時点で訴えがあれば口腔乾燥や口臭の治療をすることとした．実際に漢方治療を開始したのは初診から4カ月後であった．その時の脈候は滑数，腹候は心下痞，腹力充実．舌候は白苔，燥苔．X+1年4月11日　口の乾きが気になる．仕事をしている時喋りにくい．以上のことから，白虎加人参湯12g/dayとして2週間処方．4月24日，「漢方は飲んでいて嫌な感じがない．口腔乾燥は少し良い．」とのこと．同方継続．5月27日（1カ月後）には小便が8回になり，乾燥は楽になった．そのため同処方8g/dayに減量し，11月12日（半年後）には順調とのことで，休薬とした．この症例で印象深いことは，口腔乾燥が治ったことは勿論であるが，訴えにはない小便が5回から8回になったことである．構成生薬の石膏には利尿作用があり，また知母の働きを『薬性提要』では「肺胃の熱を瀉し」とある．中医学でいう肺には水分代謝（尿や汗など）を調節管理する作用がある．呼吸による濁気の排出や，「津液（血液以外の体液）」と「気」の全身への輸送，汗腺の開閉の調節を行う（主宣発）．呼吸による清気の吸収や，津液の腎や膀胱への輸送を行う（主粛降）．脾から運ばれた津液の全身への輸送や，汗や尿の排泄に関わり，水分代謝のコントロールを行う（通調水道）．これらの作用が本方を用いることで正常化し口腔乾燥が治ると同時に小便の回数も増えたと推察された．

症例Ⅱ-2

79歳女性の汗かきを伴う口腔乾燥

　平素より歯科治療で当院に通っている患者だったが，今回は「口が乾く」との主訴で来院した．現病歴は以前から汗かきだったが，去年から顕著になった．上半身に汗が出て特に背中によく汗をかく．汗のためくしゃみが出るので近医内科に相談したところ，葛根湯を処方されたが，思わしくなかった．最近口も乾くようになった．既往歴は，30年前甲状腺摘出．併存症として高血圧症，脂質異常症．内服薬はチラージン．家族に関しては，現在夫と二人暮らしであるが，夫が入るための介護施

設を探している．身長 149cm．体重 48kg．血圧 120/84mmHg．脈拍 95bpm．サクソンテスト 1.7g/2m（2g/2m が基準）．数年前より雨が降る前は頸部から肩，指先にしびれ感が出る．

　脈候は浮やや実．腹候は心下痞．舌候はやや胖大，白〜黄苔．以上のことより脾胃水滞，湿熱により口腔乾燥が現れたと弁証した．経過は五苓散 7.5g/day 処方．23 日後，肩こり，腕のしびれがなくなった．汗はまだ少し出るが口腔乾燥緩和．処方継続を本人が希望．65 日後サクソンテスト 2.1g/2m．処方継続．患者は五苓散証であった．

症例Ⅱ-3
76 歳女性，口腔乾燥による義歯の不調

　訪問先の施設で，上下の総義歯を製作後口腔乾燥の訴えがあり，当初保湿剤で対応していたが，5 カ月後に口角炎，7 カ月後に食欲不振，不機嫌，口腔乾燥が強くなり食事がうまく取れないとの訴えがあった．義歯には問題がなく口腔乾燥による義歯の不調と判断し漢方治療を開始した．併存症は脳梗塞後遺症，高血圧，虚血性心疾患，貧血，腰痛があった．身長 147cm．体重 56kg．足の冷え，浮腫，夜間尿 5 回，左胸皮膚搔痒感，白内障による目のかすみ，歩行困難で車椅子．声は小さい．脈候は沈．腹候は臍下不仁．舌候は無苔で，やや深紅舌．腎陽虚として牛車腎気丸 5g/day 処方．夜間尿は 2 週目に改善し，冷え浮腫も順次改善．当初口腔乾燥には効果が認められなかったが，患者自身の希望と介護者の漢方に関して肯定的な感想もあり継続．口腔乾燥は 4 カ月目に改善．この症例は私が漢方を始めた頃の症例だが，義歯を製作，調整した時期よりも，漢方薬を投与した後は表情など明るくなり，コミュニケーションがスムーズになった．当時は口角炎とカンジダの関連はいわれていなかったが，今はルーチンでカンジダ検査を行っている．

症例 II - 4
66歳主婦，口腔乾燥と右耳下腺の腫れと痛み

　定期的に歯周病の管理で来院してくる患者である．その経過中に右耳下腺が腫れて痛いとの訴えがあった．

　身長150cm，体重52kg，血圧136/78 mmHg，脈拍62bpm．併存症はリウマチ．家族歴は特記事項なし．内服薬はプレドニン，アシノン，アンプラーグ，ソランタール．現病歴は2ヶ月ほど前より右側耳下腺に痛みと腫れがあり，内科では対処療法として痛み止めを処方されているが，その痛み止めのため消化器の状態が思わしくないので困っていた．

　この患者は以前から口腔乾燥の症状があり，口腔乾燥と歯周病やう蝕（しょく）の関連を指摘し，全身状態と口腔乾燥の関連の診断のため大学病院の受診を勧めたが，本人は消極的であった．また，かかりつけの内科ではシェーグレン症候群の確認はされていなかった．以上の理由により今回はいわゆる診断的治療を行った．『傷寒論』の頃は現代的な検査，ラボデータはもちろんなかったわけだが，日常の臨床ではこういうことは間々ある．そのような時の漢方薬を用いる留意点として，効果が早いもの，副作用が心配ないものとし，患者のリコールを短い期間で行うこととしている．

　症状は，熱感のある腫れと痛みがあり，耳下腺乳頭部からの排膿は認めない．唾液分泌不足による逆行性の細菌感染と想定した．第1診サクソンテストは0.1mg/2m．脈候は浮，滑（寸が強く触れる）．舌候は燥苔，白〜薄黄．腹診は今回行わなかった．

　白虎加人参湯12g/dayを1週間分処方．他に保湿剤，唾液腺マッサージ指導を行った．第2診では漢方内服確認を行った．痛み止めをやめたので胃の調子が良いとのこと．白虎加人参湯12g/day 2週間継続．第3診漢方内服確認，病状確認，耳下腺の腫れ，痛みを認めない．サクソンテスト0.2mg/2m．白虎加人参湯12g/day4週間継続．第4診漢方内服確認，病状確認，耳下腺の腫れ，痛みを認めない．白虎加人参

湯 12g/day 4週間継続. 第5診漢方内服確認, 病状確認, 耳下腺の腫れ, 痛みを認めない. 白虎加人参湯 12g/day 4週間継続. 第6診漢方内服確認, 病状確認, 耳下腺の腫れ, 痛みを認めない. サクソンテスト 0.7mg/2m. 白虎加人参湯 12g/day4週間継続. 以降症状安定し漢方の内服量は自己調整してよいことを伝え, 歯周病の定期的検診に戻った.

病態解説

西洋医学的視点

　唾液は通常寝ている時はほとんど分泌しない. 起きている時でも刺激がないと1分間で0.3〜0.5mL程度だが, 噛むと5〜10倍にもなる. **唾液の外分泌成分**はいくつかある. **ムチン**はネバネバした物質で, 胃を保護し食べ物を嚥下しやすくする. **アミラーゼ**はご飯やパンなどに含まれるデンプンを分解して麦芽糖にする酵素である. **リゾチーム**は炎症を起こした時など抗炎症剤として薬で使うくらい強いタンパクの分解作用がある成分で, 細菌の増殖を抑えてくれる. その他にも細菌の発育を制御する**ラクトフェリン**や, 免疫作用に関係する**IgA抗体**, 歯の石灰化に働く**スタテリン**等があるが, これらの働きを考えると, 唾液が減少すればう蝕や歯周病が起こりやすいことは明白である. これらの外分泌唾液が出る過程で体の中に吸い込まれていくものをホルモンという. いろいろある**唾液ホルモン**の一つであるEGF（Epidermal Growth Factor, 上皮成長因子）というホルモンには皮膚を若々しくする作用がある. そしてこれらの特性は一日勝負, その日に吸収され翌日には尿に排出されるので, 日々よく咬むことで唾液の分泌量を増やすことが大切である. 漢方では**「痰は吐け, 唾は飲め」**という言葉があるが, 納得である.

東洋医学的視点

　東洋医学では「唾」は五液の一つである. 五液とは五臓化生の液のこ

とで，心は汗，肺は涕，肝は涙，**脾は涎**，**腎は唾**となっている．「唾」と「涎」と合わせて**涎唾**あるいは唾液という．唾液は五臓の中で「腎」「脾」と関係が深いということになっている．口腔乾燥の治療を漢方で行うには，五臓の働きを確認することも一つである．五臓の中の**「腎」は「先天の本」**とされその働きは成長，発育，生殖をつかさどり，骨・歯牙を形成維持，泌尿器能，水分調整，呼吸能の維持，思考力，判断力，集中力など多岐にわたる．**「脾」は「後天の本」**とされその働きは運化と昇清を主るとされている．人が活動するエネルギーは胃が受納した飲食物より得られるが，飲食物をエネルギーに転化するのは脾の働きである．血液が漏出せず正しく流れるのは脾の固摂作用であり，また肌肉や皮下組織は脾が運化した水穀の精微によって栄養されている．そして口中の津液の調整を行っている．

唾液腺

　唾液の分泌の大半は**大唾液腺**でまかなわれている．また，粘膜の保湿に**小唾液腺**の役割は重要である．以前から唾液腺組織は，加齢により減少するという病理学的研究から唾液量の減少と口腔乾燥の関連は説明されてきたが，その後の多くの研究によって否定された．唾液腺は巨大な分泌腺で余力があり，加齢による腺実質の減少は口腔乾燥症を引き起こすほど分泌量を減少させないと考えられるようになった．ただ**漿液腺**と**粘液腺**では，年齢による変化は漿液腺のほうが減少幅において大きいこと，**小唾液腺には混合腺が多い**ことを勘案すると唾液の分泌量の正常な高齢者でも唾液の質の変化のため口渇（口渇感，ネバネバ感）を訴えることになるかもしれない．ここで一つ高齢者の口腔乾燥に東洋医学的観点から，**「高齢者の口腔乾燥において脾は腎を補う」**という仮説を立ててみた．高齢者は，口は乾く（ネバつく）が，胃腸の調子が良いときは食事には困らない．高齢になるに従い腎の衰えは起こりうるものだが脾胃の状態が安定していれば普段の生活において支障がない．この考え方でいくと，臨床において口が乾く高齢患者が来た時，何でも歳のせいにはせず状況を確認したいものである．

唾液分泌の東西比較

　唾液分泌のメカニズムを東西医学で比較してみると興味深いことに気づかされる．西洋医学的には視覚・聴覚・嗅覚・味覚などの刺激が脳幹の唾液分泌中枢を刺激し，交感・副交感神経を介した複雑な分泌制御により大唾液腺や小唾液腺が働くとされている．一方，東洋医学では，心下にプールされた胃の気津が食事の刺激で口中に排泄されるのは，三焦の直達路を通るとされている[5]．

　東洋医学的に「涎唾(せんだ)」として唾液は2種類あることを述べたが，西洋医学的には漿液性唾液と粘液性唾液の2種類である．ただし唾液腺は漿液腺，粘液腺，混合腺の3種類である．安静時における唾液の排出構成は顎下腺（混合腺）2/3，耳下腺（**漿液腺**）1/4，その他となっている．これが刺激時（食事など）には耳下腺が半分以上を占めるようになる．耳下腺は漿液性でありいわゆるサラサラした唾液である．これが前に述べたように安静時から刺激時には5〜10倍分泌されるわけである．経方医学でいうところの「心下にプールされた胃の気津」は耳下腺の排出機能を指しているように思われる．

 ## 口腔乾燥の漢方治療

　口腔乾燥はその原因を考えると広範囲であることに気づかされる．日常の臨床において年齢に関係なく口腔乾燥を訴えてくる患者の原因を探すと，現在内服中の薬剤の副作用であることが多い．この人為的な現象を一つの項目としている『三因方』を用い口腔乾燥の原因を東洋医学的に考察分類することにした（**表1**）．『三因方』の正式書名は『三因極(さんいんきょく)一病証方論(いちびょうしょうほうろん)』という．病気の原因は三因（内因，外因，不内外因）に

表1　口腔乾燥の分類（『三因方』より）

内　　因	脾・腎など五臓を考慮
外　　因	季節・環境を考慮
不内外因	放射線治療，西洋薬の副作用

表2 『三因方（三因極一病証方論）』	
内　　因	「七情」（喜・怒・憂・思・悲・恐・驚）の変動と，精神労働の過労から発する疾病の原因で「内」から発生して臓腑に鬱積し「外」に波及し全身に及ぶ．
外　　因	外的環境の変化による疾病の原因のこと．「六淫」（風・寒・暑・湿・燥・火）が肉体を冒し，また過度の肉体疲労のため疾病を起こす．
不内外因	自然に逆行した行為から疾病となる．不慮の災害（外傷，中毒など）．

よるとする（**表2**）．**内因**とは，喜怒憂思悲恐驚の七情であり，臓腑より発して肢体に現れる．**外因**は，寒暑燥湿風熱の六淫で，経路より起こり臓腑に宿る．**不内外因**は，自然に逆行した行為から疾病となる．不慮の災害（外傷，中毒，飲食の飢餓・飽食），大声を出して気を傷めたものや害虫の類である．

①内因

　口腔乾燥の原因は現代医学的に全身疾患，加齢，ストレスなどあるが，東洋医学的観点で先程の『三因方』を用いて述べていくと，内因においては，漢方薬を多く用いる機会が多いので，五臓との関連を考え臨床分類し処方の指針とした（**図1，表3**）．

　「肺陰虚型」は五臓のうち「肺」に由来するものを云う．陰液不足で肺が潤わず，そのため肺の粛降機能が失調して気逆し，口腔が潤いをなくす状態である．症状としては空咳，少痰，口腔咽頭の乾燥感，潮熱．舌質紅，脈細数．処方される代表方剤は麦門冬湯，滋陰降火湯などがある．

　「脾胃陰虚型」は，脾胃の陰液の不足によるもので，消化管全般とくに胃粘膜の分泌不足・粘膜の萎縮・慢性の炎症などによる症候，熱性病による脱水あるいは慢性病で津液が消耗した場合や高齢者にみられる．症状は，口乾や口唇の乾燥，硬便秘結（便が硬くなって出にくい状態）など陰が消耗した津液不足症状が現れ，胃の痞え，嘔逆（悪心，嘔吐）などがある．適応方剤として麦門冬湯，白虎加人参湯などを用いる．

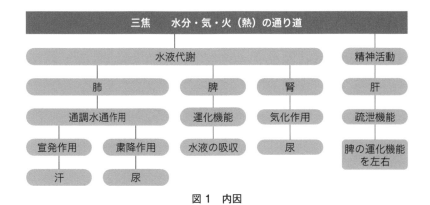

図1 内因

表3 内因における口腔乾燥の型

肺陰虚型	肺に由来するもの
脾胃陰虚型	脾に由来するもの1
脾胃水滞型	脾に由来するもの2
脾胃気虚型	脾に由来するもの3
陰虚火旺型	腎に由来するもの1
陰陽両虚型	腎に由来するもの2
心腎不交型	心腎由来するもの
気鬱化火型	肝に由来するもの

　次は**「脾胃水滞型」**である．「脾」は運化を<u>主</u>る．「脾」は「喜燥悪湿」（乾燥を喜び湿を嫌う）の特性がある．飲食の不摂生や肉体疲労，過度の思慮により脾を損傷することで，脾の水湿運化機能が弱くなり，水湿が停滞し津液が口腔に上昇できず口腔乾燥を発症する．症状としては身体が重だるく，食欲不振，胸腹部の膨満感，悪心，水は欲しくない．全身の浮腫，乏尿．舌苔は薄白苔〜白苔．舌体は胖大．適応方剤は五苓散，胃苓湯，苓桂朮甘湯などがある．また水湿に熱の邪が加わった場合の適応方剤は茵蔯五苓散があり，便秘の時は麻子仁丸等を加えるなどの工夫をする．

　脾胃に由来するもう一つの型は**「脾胃気虚型」**である．脾気，胃気の

低下は消化機能全般の低下をもたらす．症状は食欲低下，消化不良，腹部膨満感，下痢，易疲労，手足の倦怠感，顔色不良，意欲の低下があり，適応方剤は補中益気湯，六君子湯（六君子湯は半夏を含むので工夫が必要な時がある），啓脾湯がある．

次は「腎」に由来するものである．「腎」は真陰を蔵し水を主っているとされる．

「陰虚火旺型」は，加齢その他の理由により腎陰を損傷し腎陰が不足すると，火を制御できなくなり虚火上炎により津液が損なわれ口腔乾燥を生じる．症状としては，口や喉の渇き，五心煩熱（左右の手掌と足底，胸中をあわせて五心），不眠，盗汗（寝汗），眩暈，健忘，腰膝痛，無力感．舌質紅，舌苔少，脈細数．代表方剤は六味地黄丸，知柏地黄丸（エキス剤なし）などがある．

「陰陽両虚型」は腎に由来するもう一つの型で，腎陰虚の状態が長期に続き寒証が加わったものである．症状としては，口渇，多尿，頻尿，寒がり，四肢の冷え，腰膝無力感，インポテンツ，閉経．臨床において，高齢者で口腔乾燥があり義歯の不調を訴える症例に対して，この型と弁証した例をたくさん経験している．舌質淡，舌苔白，脈沈細無力．代表方剤は八味地黄丸，牛車腎気丸，真武湯．

次に「心」に由来するものとしては，「腎」との関係で考慮している．「心」は火であり陽に属している．また「腎」は水であり陰に属し，相対的に，正常な時は心・腎の間にバランスがとれていることを心腎相交という．そしてこのバランスが崩れると「心腎不交型」となり口腔乾燥として症状が現れる時がある．その時は六味地黄丸に心熱を取る瀉心湯類を加えるか，心陰虚を補うため甘麦大棗湯・清心蓮子飲・酸棗仁湯を加える．また心陽虚の時に炙甘草湯を単独で投与することもある．

次は「肝」に由来するもので「気鬱化火型」とした．気鬱状態が改善されないため火を生じ，その火が肝腎の陰血を損傷し口腔乾燥が生じる．症状としては口乾，口苦，胸脇苦満，便秘，頭痛，ストレスが溜まりやすい，怒りやすい，イライラ．舌質紅，舌苔黄，脈弦数．代表方剤は加味逍遙散，柴胡加竜骨牡蠣湯，小柴胡湯など．

表4　内因各型の代表方剤

肺陰虚型	麦門冬湯，滋陰降火湯
脾胃陰虚型	白虎加人参湯，麦門冬湯
脾胃水滞型	五苓散，胃苓湯，苓桂朮甘湯（湿熱があれば茵蔯五苓散）
脾胃気虚型	補中益気湯，六君子湯，啓脾湯
陰虚火旺型	六味地黄丸，滋陰降火湯，知柏地黄丸（エキス剤なし）
陰陽両虚型	八味地黄丸，牛車腎気丸，真武湯
心腎不交型	六味地黄丸＋瀉心湯類 または＋甘麦大棗湯，清心蓮子飲，酸棗仁湯
気鬱化火型	加味逍遙散，柴胡加竜骨牡蠣湯，四逆散

以上をまとめたものを表4に示す．

②外因

　外的環境の変化による疾病の原因のことで，「六淫」（風・寒・暑・湿・燥・火）が肉体を冒しまた過度の肉体疲労のため疾病を起こすとされている．外因をさらに「湿熱型」と「血熱型」に分けた．

　「湿熱型」は室内環境や季節が関係してくる．夏バテ，熱中症がこれにあたる．東洋医学でいうところの「注夏病」である．また冬季の空気の乾燥や，エアコンの影響など現代的なものもある．普段から肺の衛気が不足している者は，六淫である湿熱等の邪気が侵入しやすく，それを発散できずに口腔乾燥を生ずる．症状としては，口渇，尿が濃く少ない，皮膚赤色，全身のほてり，脱水，多汗，舌質暗紅，苔黄，脈数．適応方剤は白虎加人参湯，清暑益気湯，生脈散などがある．

　「血熱型」はスポーツ選手や激しい運動，例えばダンサーや，ダイエットに失敗した人などが考えられる．東洋医学的には熱邪の侵入を受けると，実火を生じ血に影響が及び血熱を形成する．そのため営血を消耗し口腔乾燥が生じる．症状は口渇，便秘，濃尿，湿疹様皮疹，皮膚赤色，不眠，イライラ，舌質紅または深紅，苔黄，脈細数．適応方剤は温清飲，十全大補湯，清熱補血湯（エキス剤なし）などがある．

　外因で思い出すことがある．当時担当していた患者の夫が，シニア海

外協力隊でモンゴルに行くようになってから，日本と違い空気の乾燥が大変らしく，口の渇きと空咳に悩まされていると相談を受け，滋陰降火湯を紹介したら大変効果があったらしく，後日現地で有名な画家の馬の絵を頂戴した．

③不内外因

臨床において口腔乾燥の不内外因にあたるものは高頻度に現れる．患者に処方されている内服薬（西洋薬）の副作用としての口腔乾燥である．内服薬の副作用としての口腔乾燥が疑われる時は，その処方薬の調整になる．内服薬の副作用以外では放射線治療，経管栄養などが口腔乾燥の原因になる．

症状としては色々なものが想定され，漢方薬は状況に応じての処方になる．

口腔乾燥は広範囲な原因が考えられるため『三因方』を用い，さらに内因では五臓の関係を使って述べてきたが，これは口腔乾燥に漢方治療で対応する際の糸口をつかむためのもので，特に内因や外因は流動的であり同時に起こる場合もある．原因論の『三因方』を踏まえ口腔乾燥に対し漢方薬で対応する際，3つの基本戦略を提案したい．①年齢，②消化器症状，③ストレスに対してのアプローチである．年齢はその歳に見合った口腔の状態か，唾液腺の年齢による変化と対比して考える．消化器症状は食欲や暴飲暴食，消化器内科等の受診の有無や，口腔内では咬合，咀嚼機能などを点検する．ストレスに関しては唾液の分泌は自律神経の支配下にあり交感・副交感神経の状態を踏まえ，家庭や仕事の環境そして向精神薬の内服の有無などを点検する．

また，口腔乾燥は唾液の量だけでなく質も大事である．質を担保するには体内環境，とりわけ腸内環境が大事である．食生活の指導（食養生）や漢方薬が役に立つと考える．

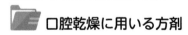
口腔乾燥に用いる方剤

内因と外因に使用する代表方剤を**表4**，**表5**に示す．

Column

唾液分泌過多症

　日常の臨床では「唾液の分泌が多くて困っている」という相談は，口腔が乾燥する訴えより少ないが，高齢者や歯科訪問治療の現場では遭遇することがある．その際，唾液分泌過多症か嚥下障害かを見分けることが重要である．また唾液の分泌量は正常だが，唾液が多いと訴えたり，唾液の性質の変化を執拗に訴えたりする場合は口腔異常感症としての対応となる．

表5　外因各型の代表方剤

湿熱型	白虎加人参湯，清暑益気湯，生脈散
血熱型	温清飲，十全大補湯，清熱補血湯（エキス剤なし）

症例II - 5

流涎に真武湯が有用であった症例

　82歳女性．老人介護施設の訪問診療にて義歯の製作，調整を行い，義歯の安定を認め，治療は一旦終了とした．治療終了より2年8カ月後，介護士より，「最近，涎が多いので診て欲しい」と依頼があった．家族は協力的で治療を希望していた．併存疾患は，高血圧症，骨粗鬆症，甲状腺機能低下症，認知症があり歩行困難のため車椅子を使用，食事は介助下で経口摂取可能であった．色白で身体全体に張りがなく，水太りの感じで，声は小さかった．風貌は臥蚕状であった．X年7月26日，1カ月ほど前より流涎を認め，義歯を外すことが多くなった．義歯そのものには問題がなく，異常所見は認めなかった．東洋医学的所見では，脈候は浮弱であったが，脈診の際，夏季にも拘らず手指は非常に冷たかった．腹候は軟弱無力．舌候は胖大，淡紅舌であった．8月30日使い捨てカイロによる腹部の温罨法を指示した．温めることが効果を表し9月20日流涎やや治まる．尿失禁（＋）．9月24日流涎（＋）．10月

22日テーブルでうつ伏せになり居眠りをしていたらテーブルから床に流れ落ちるほどの流涎があったとの報告．嗜眠傾向（＋＋）．10月25日ADL低下が一段と見られた．季節的に朝夕の冷え込みが感じられるようになっていた．11月8日口腔機能低下症と診断，東洋医学的には腎陽虚と弁証し真武湯 7.5g/day 処方．11月15日，目の力が増し，覚醒傾向．担当の介護士から大便の色，質の改善を認めたとの報告あり．真武湯継続し流涎が落ち着き X+1 年 5 月まで同処方を継続した．

　一般的に流涎に対しては人参湯が使用される．本症例は高齢であり，併存症，代謝の低下，血液検査の予定がない状況下で漢方治療をすることになり，甘草の影響を勘案した上で，腎陽虚に対し真武湯を処方し効果が得られた．

 流涎

　唾液分泌過多症を東洋医学では流涎（りゅうぜん）といい，涎が大量に分泌されている状態を指す．他の言葉では喜唾（きだ）（しばしば唾す）がある．『傷寒論陰陽易差後労復病』に「大病差えてのち，喜しば唾し，久しく了了たらざるは，理中丸に宜し」とある．

　唾液分泌過多症の真性のものは様々な病気が原因で唾液の分泌量の増加が見られるもので，仮性のものは口の中に涎が溜まるすなわち嚥下障害などを疑う．

　唾液分泌過多症の背景因子として①パーキンソン病，②妊娠，③薬の副作用（精神薬など），④摂食嚥下障害，⑤心身症，⑥農薬中毒や毒物の注入，⑦脳梗塞の後遺症，⑧原因不明が挙げられている．本症を西洋医学的観点から対応し，足りないところを漢方治療で対応する場合は流涎ととらえ，漢方薬を用いる．

　『金匱要略』肺痿肺癰欬嗽上気病篇
　「肺痿吐涎沫而不欬者，其人不渇，必遺尿，小便数．所以然者，以上虚不能制下故也．此為肺中冷，必眩，多涎唾，甘草乾姜湯以温之．若服湯已渇者，属消渇」

　これは甘草乾姜湯の説明である．唾液過多の症状が書かれている．さ

らに他の症状として，咳はなく口渇もないが目眩があり頻尿の症状に用いているとなっている．胃に寒飲が生じ肺冷のため（粛降過多により）小便数や，胃の寒飲が心下から直達路を経て口腔へ多量の涎が出る症状のことをいっている．この甘草乾姜湯に人参と朮が加味されたものが人参湯である．処方する際，腹部の冷えにより身体上部では流涎，下部では頻尿などを確認するとよい．

　流涎に対する代表的な適応方剤を**表 6** に示す．

表 6　流涎に対する代表的な適応方剤

甘草を含むもの
①**人参湯（理中湯、理中丸）**：人参、甘草、朮、乾姜　各 3
②**甘草乾姜湯（二神湯）**：甘草 4　乾姜 2
③**小青龍湯**：半夏 6　乾姜 3　甘草 3　桂皮 3　五味子 3　細辛 3　芍薬 3　麻黄 3
甘草を含まないもの
①**真武湯**：茯苓 4　芍薬 3　朮 3　生姜 1.5　附子 0.5
②**五苓散**：沢瀉 4　朮 3　猪苓 3　茯苓 3　桂皮 1.5
③**呉茱萸湯**：大棗 4　呉茱萸 3　人参 2　生姜 1.5

III 口腔異常感症

◎口腔異常感症とは「心理情動因子に起因し口腔内に異常感を訴えるにもかかわらず，その症状に見合う器質的変化の認められない症例」[6]となっている．この中に舌の痛み，舌の異常感，口唇の痛み，口腔乾燥感，味覚の異常，歯痛，顎関節の痛み・違和感など口腔領域における多彩な訴えを症例群としている．これらに対しての治療は，基本的に心理療法と薬物療法の併用で行われている．鑑別診断が必要な時もある．

症例呈示（狭義の舌痛症，顎関節痛など）

症例III-1
唾石症の術後に生じた舌痛

　患者は46歳女性，主婦．主訴は「舌の痛み」．
　初診2年前より舌がたまに痛いことがあったが特に気にせず舌を磨く習慣をやめたところ症状は消失．8カ月後唾石症で摘出手術を受けたのを契機に再び舌痛を自覚し近医受診するも異常なしと診断されたが，痛みが続き来院．既往歴はパニック障害．口腔所見は舌の痛みは右舌側縁でイライラした時に増す．しかしその痛みは摂食時には消失．舌の症状ががんではないかと恐怖心がある．口腔乾燥感あり．全身所見は身長154cm，体重47kg，喉の詰まり，入眠障害，頭痛，頭重がある．なんとなく憂鬱であり食欲がない．便秘である．血圧111/74mgHg．ガム試験：8.82mL/10min．心理テストでは，CMI：III領域，MMPI：T-スコアD77，Hy68となっていた．漢方所見では，舌候は淡紅，白苔．腹候は腹力中，悸．脈候は緩．
　以上のことより西洋医学的診断は口腔異常感症，東洋医学的には痰気鬱結と弁証した．治療経過は，初診において悪いものではないことを説明．半夏厚朴湯7.5g/day処方．2週間後気分が良く食欲回復，喉の詰

まり軽減．2カ月後乾燥感残るも痛みはコントロール良好．以後来院はなかった．

症例Ⅲ-2
感冒後の舌の異変と痛み

　患者は44歳女性，自営業．主訴は「舌が見た感じおかしい，ヒリヒリする」．

　現病歴は初診1カ月前に胃痛．近医内科に受診したが異常なし．内服薬で痛みは消失するも胃部不快感は継続していた．初診3日前発熱（37.3℃）があり，同時に舌がヒリヒリし鏡で舌を観察したら異常な感じがしたので来院．現症は身長153cm，体重44.5kg，血圧103/66mmHg．脈拍74bpm．口腔所見は，口唇と口腔の乾燥感が半年前よりあった．また舌痛（食事の時は感じない）も同時に感じていた．全身所見はイライラ，漠然とした不安があり，睡眠も不規則で満足していない．希死念慮はない．脈候はやや沈，細．腹候は胸脇苦満，心下痞鞕．舌候は舌尖から3分の1がほぼ無苔で中央から舌根にかけて白厚苔があり偏内苔であった．この舌を鏡で見てすっかり悪いものと思い込んでいる様子であった．舌の状態を漢方医学的に説明して安心してもらい，感冒の後始末の意味も含め小柴胡湯を処方した（西洋医学には口腔異常感症，東洋医学には肝気鬱結，痰鬱）．2週間後イライラ，舌痛ともに軽減．同処方継続し2週間後の来院の予約であったが10日ほどして舌の状態がおかしい，舌痛が増し味覚異常出現，ここ数日睡眠も良くないと電話があった．よく話を聞くと舌根部の舌苔が剥げ落ち有郭乳頭を病的なものと勘違いしている様子だったので，来院していただき「剥苔」「有郭乳頭」の説明をし，小柴胡湯から半夏厚朴湯7.5g/dayとサフラン0.3g/dayに変方した．その後4カ月本人希望で同処方継続し安定を得られたので略治とした．この症例で漢方の舌診は役に立った．舌痛症の患者の特徴として背景に癌恐怖があることが多い．「偏内苔」「剥苔」などは2000年を超す時の中で舌の状態を扱ってきた伝

統医学において，これ自体を病と扱っていないことを伝えたので，安心したのかもしれない．

症例Ⅲ - 3

口腔カンジダ症の痛みと舌痛症の痛みの併存した症例

　訪問診療先の職員より舌の痛みを訴える入所者がいるので診察依頼を受けた．現在，オラドールトローチを処方されているが効果がないという．患者は 92 歳女性であった．身長は 135cm，体重 35kg．小柄で背中が丸く車椅子生活で少し沈んだ感じの人であった．目が虚である，声は小さいが自分の意思は伝えられ認知症は認めない．施設のカルテからは血圧 117/65mmHg．脈拍 62bpm．併存症として左視床出血，不眠症，腰椎圧迫骨折，貧血．内服薬はエペリゾン塩酸塩錠 50mg，ベルゾラム錠 15mg，ゾルピデム酒石酸塩錠 5mg，ロキソプロフェンNa 錠．血液検査での電解質は正常となっていた．脈候は沈，短，弱．腹候は腹力弱．舌候は舌の中央が無苔で周りが白苔の中根部少苔である．口腔内に乾燥は認めず，上下総義歯であったがとても汚れていた．口内痛は食事の時も食事以外も痛い．口腔内全体と口唇．舌が特に痛い．初日カンジダ検査，口腔健康管理（専門的な口腔ケア，義歯洗浄など）開始．7 日後痛み継続（VAS81）．カンジダ陽性，フロリードゲル，十全大補湯 5g/day（小柄だったので 1 日量を 7.5g から 5g に減量し開始）を処方した．14 日後痛み軽減（VAS56）．舌，口唇，下顎の顎堤に痛みあるが食事中の痛みはなくなった．21 日後痛み（VAS10 → 5）改善．舌尖に痛み．漢方継続．28 日後痛み VAS3 に改善．漢方継続 35 日後 VAS5 漢方処方継続．140 日後 VAS0 以後 0 維持．処方継続．体重が少しずつ増えた．37.9kg．また痛みや口腔内の環境の変化で表情が明るく笑顔が多くなった．

　この症例は症例Ⅲ -2 と違い舌苔の状態に大きな変化はなかったが，本人の興味の対象にはなっていなかったのでやれやれであった．

症例III-4
真武湯,甘麦大棗湯が有効であった口腔異常感症の1例

　患者は75歳女性．主訴は舌が痛いであった．身長154cm，体重54kg．

　血圧133/72mmHg．併存症は糖尿病，高血圧症．現病歴は$X-1$年10月に栗を噛んだ際に右下のブリッジが外れ，かかりつけのA歯科を受診するも治療費の問題でB歯科へ転医し，仮歯の状態で経過観察となった．同時期に舌痛を自覚し，C耳鼻咽喉科とD内科を受診し，補中益気湯や六君子湯の処方があったが効果を認めなかった．X年3月にE精神神経科を受診し，向精神薬の処方を受けたが効果なく，2〜3医院を転医．「胸がワヤワヤする」を主訴にF循環器内科を友人の付添のもと受診．処方箋を持参した調剤薬局にて当院を紹介され来院となった．

　現在の内服薬は（糖尿病・内分泌内科）トピロキソスタット錠20mg，ファモチジン20mg口腔内崩壊錠，ベザフィブラート200mg，エゼチミブ錠10mg（精神科）ミルタザピン15mg（呼吸器内科）柴朴湯，サルブタモール硫酸塩100μg，プランルカスト錠225mg，フェキソフェナジン塩酸塩錠60mg，（内科）スピロノクラトン錠25mg（総合診療部）バルプロ酸ナトリウム除放錠A100mg，となっていた．

　現病歴も内服薬の状況も舌痛症の患者によくあるパターンである．東洋医学的には小柄で中肉色白，皮膚感は張りがなく，乾燥はない．脈候は沈，遅，短．腹候は腹力弱．舌候は胖大，白苔，歯痕．舌の痛みは舌尖および舌縁にある．口唇も痛い．ピリピリする感覚があり口の中が熱い感じ．食事の時はそれらの症状は消える．舌痛をVASで確認62．この痛みは癌かもしれないという恐怖感があり，よく舌を鏡で見る，舌を歯に擦り付けている．冷え性であり特に足が冷えむくむ．睡眠障害があり，先月より嗅覚過敏になってきた．食欲はある．最近は意欲がなく消えてなくなりたい気分になる．家族構成は夫と老犬（一匹）である．

初診はお話を傾聴することに努め次回は夫の同伴と精神科の診断の確認，そしてこれから行う予定の大学病院総合内科の話を教えてもらうことにした．

　第2診は11日後であった．大学病院総合内科において身体表現性障害は否定．精神科でうつ病は否定されていることを確認した際，最近は体重減少傾向があり夜間トイレの際目眩があったことを報告していただいた．同伴の夫に「狭義の舌痛症」の説明をし，舌は悪いものではないこと，また慶應の歯科・口腔外科で行っている『四つのお約束』の話をした．その際，夫によると先週は状態が悪くVASを使えば100になっていたとのコメントがあった．本日VAS59．舌の痛みに対して確認のため口腔カンジダの検査実施．

　第3診は11日後であった．舌痛はVAS59と大きな変化なく，脈候舌候も変化なし，足の冷えなども続いていた．カンジダは陰性であった．真武湯7.5g/day処方．

　この症例は1年ほどで安定していったので真武湯処方を続けた．ただその後，3カ月を経過した時，愛犬の入院，死亡のためVAS59，また半年後は友人の突然の訃報でVAS48と高くなった．9カ月後に糖尿病の対応で，食事を控えていたところ，寝る前に空腹で入眠できない訴えがありその時甘麦大棗湯を頓用で処方した．1年後にはVAS12で安定した．その後真武湯は中止，3カ月に1回の歯周病管理のための来院の際，舌の継続した観察を行っている．

症例III-5

右側顎関節周囲の違和感と咬合時痛を訴える女性

　症例は62歳主婦．身長は149.2cm．体重は49.8kg．血圧は152/83mmHg．脈拍は83bpm．

　1カ月前より右側顎関節に違和感があり，最近1週間，右の頬までその症状が広がり来院．開口障害を訴えたが，三横指開口可能．クリック音，自発痛はなく，咬合痛を認めた．上顎右側第二大臼歯周辺の違和感

の訴えがあるも上下第二大臼歯には該当する所見は認めなかった．顎関節の違和感はVAS100であった．既往歴としては4年前に突発性難聴．全身症状は睡眠障害，多夢，両肩が重い，悲しくて涙が出る，目眩，頭痛などを訴えていたが，問診の際も少し涙ぐんでいた．

　漢方所見として脈候は沈，緊．舌候は薄白苔．腹候は腹力弱であった．西洋医学的には顎関節周囲の違和感を中心とした口腔異常感症．東洋医学的には気虚鬱証と弁証し，甘麦大棗湯9.0g/dayを処方した．2週間後違和感の低下を認め気分が良いとのことであった．1カ月後全体的に調子が良く頭痛がなくなった．VAS19．さらに1カ月同処方を続け心身ともに安定が得られ廃薬とした．甘麦大棗湯は甘草が多く含まれているので長期連用や他の漢方方剤の甘草の総量には注意を要する．

症例III-6
カルバマゼピンが無効であった口内痛に葛根加朮附湯が有効であった1例

　症例は74歳女性．主訴は義歯の不調であった．現病歴は7～8年前より右こめかみに軽い痛みを感じていた．兄の家の火災をきっかけに，同部位の痛みが増し，近医耳鼻咽喉科を受診．三叉神経痛の診断でカルバマゼピンを処方された．痛みが寛解せず義歯による疼痛の可能性を疑い来院となった．

　現症は身長148cm．体重56kg．血圧140/71mmHg．脈拍66bpm．上顎義歯装着時，口腔内及び右こめかみの下が突っ張る感じがする．痛みは食事中に気にならない．咬筋，側頭筋の圧痛なし．義歯，口腔粘膜に器質的異常は認められなかった．

　東洋医学的所見は，舌候は薄白苔～白苔．脈候は滑，実．腹候は腹力中．全身状態は頭痛（＋），肩こり（＋＋），冷え（＋），食欲（±）の状態であった．本人は父を幼い頃に亡くし兄を父のように慕っていた．以上の所見により診断は口腔異常感症．弁証は風寒湿痺証とした．

　経過は初診において葛根加朮附湯7.5g/dayを処方．1週間後，症状

は軽快傾向を示す．頭痛，肩こりなども順次軽減．同処方を続け1カ月後，終診とした．

症例Ⅲ-7
確定申告と味覚異常

　49歳．男性．会社経営．主訴は味覚の異常である．現病歴は初診2〜3カ月前より食事中は感じないが，摂食時以外の時に塩味を強く感じるようになった．目と口の乾燥感もあり受診となった．既往歴として5年前に胃潰瘍があり，現在消化器内科の処方薬で安定している．身長171cm．体重53kg．血圧98/62mmHg．声ははっきりしている．痩せていて色白．年明けよりデスクワークをしていると足の冷え(つま先)を強く感じていた．舌候は暗赤色，黄苔，胖大．脈候は弦，数．腹候は腹力充実，胸脇苦満．味覚検査では4味覚の識別正常．ガムテスト13.0mL/10min．手足の冷え確認．診断は口腔異常感症，味覚障害．弁証は肝気鬱結，肝脾不和，熱厥とした．初診X年2月21日，四逆散7.5g/dayを処方．3月7日味覚の変化なし．手足の冷えの改善．処方継続．3月14日塩味感が少し減少．4月10日食事前の塩味感は消失，目と口の乾燥感改善．4月30日経過良好同方2週間分処方終了．

　しばらくして歯の治療で来院した際，当時を振り返って確定申告と体調不良で大変な時に漢方で助かったと言われてうれしかった反面，会社の経営も大変なものだとも思った．

症例Ⅲ-8
顎関節症，口腔乾燥，味覚障害を併発した症例

　65歳女性．相談員．主訴は両側顎関節部開口時クリック音．口腔乾燥，味覚障害であった．現病歴は，初診の4カ月前に頭痛，くいしばりが強く，近くの歯科医院でスプリントを制作し使用開始するも，その後口内炎の出現，舌のザラザラ感を感じるようになった．初診の前3カ月，某

大学病院で，頭痛のことも併せて MRI 撮影を行い脳に異常なしとのことであった．また味覚検査にて味覚脱失の診断を受けた．その頃より両側顎関節部のクリック音が著しくなった．紹介元の歯科医院より改めて当科に紹介され来院となった．

既往歴として睡眠障害．身長 152cm．体重 52kg．血圧 135/75mmHg．顎関節の症状はクリック音＋，筋圧痛＋．口腔乾燥に関してガムテストでは 20.26mL/10min と刺激時の唾液は十分であった．しかし口腔乾燥感の訴えがあった．嗅覚テストでは正常．味覚テストは正常であったが実際の食事の時は甘味を感じなくなり，辛さを強く感じるとのことであった．入眠障害や早朝覚醒など睡眠に関しての不満があった．イライラ感，肩こり，頭痛の訴えもあった．

漢方所見としては色白で大人しい喋り方であり，所作もゆったりした感じであった．舌候は薄白苔．脈候は沈緊弱．腹候は軽度胸脇苦満．西洋医学的診断は口腔異常感症（味覚障害，顎関節症，口腔乾燥）東洋医学的には肝気鬱結，虚風内動と弁証した．

この症例は落ち着くまで 2 年ほど経過した．最初不眠，頭痛，味覚異常，顎関節痛，口腔乾燥感などを考慮し，加味逍遙散合四物湯を処方した．2 週間後夜間頻尿のためますます眠れなくなったとの訴えあり，四物湯を八味地黄丸に変方した．夜間の頻尿が改善すると並行し睡眠改善，味覚の改善があり，頭痛も 2 カ月後にはやや改善し半年後には安定してきた．その後一時的に八味地黄丸から清心蓮子飲に変方しその後は加味逍遙散単独で 1 年 3 カ月内服を続け夜間頻尿が少し気になる程度で他の訴えは認めなかったため終了とした．

症例Ⅲ - 9

歯痛を主訴とする口腔異常感症

56 歳女性．保母．身長 153.4cm．体重 41.1kg．血圧 125/85mmHg．脈拍 78bpm．主訴は「歯が痛い」であった．

現病歴は X−1 年 10 月右上の小臼歯部が浮いた感じであること，寒

さで違和感を感じるということで来院. 歯科の一般的な診査（レントゲン写真，歯肉の検査）において問題はなく，噛み締めに関して自覚はなかったが，生活の中で噛み締めに気づいたら注意するように指導して様子を見てもらうこととした. X年の冬に外出の際，右側上顎小臼歯部が冷気でしみて疼きマスクをしてもしみる感覚は取れなかった. 春になっても風が当たると同じ症状を呈し，夏になるとクーラーの効いている所で特に苦痛を感じるので歯の診査目的で再来院となった.

既往歴は胃潰瘍（ピロリ菌の除菌で治癒）. 更年期障害. 家族歴は特記事項なしである.

現症として，口腔内所見は，初診時歯の検査ではレントゲン写真，冷水検査，エアー（風）検査，打診ともに問題はなかった. 摂食時には歯痛を認めず，噛み締めの自覚もなかった. 他に舌，口唇のピリピリ感や口腔乾燥感を訴えた. 当該部の歯肉に異常を認めず，他の粘膜知覚異常，また咬筋および側頭筋周囲に圧痛はなかった. 全身的には冷え，肩こり，首こりに加え咽喉の詰まりがあり初診時も厚い靴下を履いていた. 食欲はなく体重も減少傾向にあった（BMI：17.5）. 義理，実の親の介護の問題もあり精神的には自分の健康状態が気になって仕方がないと訴えた. 睡眠障害もあることから内科より抗不安薬（リーゼ®），催眠薬（マイスリー®），さらに更年期障害で産婦人科より加味逍遙散が処方されていた.

漢方所見は，舌候は胖大，淡紅舌，薄白苔. 脈候は短，細. 腹候は臍上右に悸を認めた. 以上から診断として西洋医学的には口腔異常感症（非歯原性歯痛）. 東洋医学的には気虚鬱証と弁証した.

経過としてX年8月9日既に他科より向精神薬，漢方薬（加味逍遙散7.5/day）が処方されているので，それを念頭に抑肝散加陳皮半夏7.5g/day処方. また，去年と今年の検査結果を比べ歯の状態に何ら問題のないことを説明した. X年8月20日歯痛は消失し，漢方内服による不快症状はないため同処方継続した. X年9月11日舌，口唇のピリピリ感もなくなった. 次第に食事は摂取できるようになり少し体重も増えた. 睡眠は中途覚醒もなく安定しているので引き続き処方継続するこ

ととした.

　口腔異常感症と診断される症例は，疾病学的位置づけは不明であることが多く診断，治療に苦慮することが多い．その中には非歯原性歯痛の一部が含まれる．診断を誤ると無用な処置，場合によっては抜歯となり，問題の解決どころか逆に拡大してしまう．歯痛を主訴とする口腔異常感症に対し抑肝散加陳皮半夏を加えることにより効を得ることができた．歯1本たりともその診断・治療において，「心身一如」の考えが大事である．本症例は既に処方されている向精神薬や漢方薬を念頭に治療を進めることとなったが昨今，初診時に既に漢方薬を処方され内服しているケースは珍しいものではない．方剤の生薬構成と生薬それぞれの作用の理解が必要になってくる．

症例III-10
歯の知覚過敏と口唇のピリピリ感に帰脾湯が有効であった症例

　67歳女性．主婦．身長158cm．体重57.5kg．血圧119/71mmHg．脈拍83bpm．

　X−2年3月主訴は「歯がしみる」とのことで来院し，当該部位（左側上顎7番）の精査をしたが，う蝕，歯周病を認めなかった．口腔洗浄，知覚過敏の治療を行い，その後数カ月ほど経過した時，実は2年前にがんの治療をする前に口唇ヘルペスに罹患した後，上唇にピリピリ感が出現したとの訴えがあった．その時は皮膚科に受診し口紅の問題の指摘を受け白色ワセリン（プロペト軟膏）を処方されていた．今回は，3年ほど経過し生活に困るほどではなかった（VAS30〜50）ので，対応として口腔カンジダ症の検査（−），口腔異常感症の説明および精神療法，外用でアズノール軟膏を処方した．その後アズノール軟膏継続で消長を繰り返していた．

　X年3月4日にピリピリ感が強くなってきたとの訴えあり．口唇の症状は食事中も感じるが，食事後または食事していない時のほうが強く感じる（VAS78）．

食欲は普通．睡眠は中途覚醒あり．がんについては定期検診を受けているが不安感がある．X−3年5月尿管癌の手術（左腎臓，尿管全摘）．定期検査では再発，転移認めない．頻尿，疲労感あり．併存症は脂質異常症，高血圧症，水腎症．内服薬はロスバスタチンカルシウム2.5mg（ロスバスタチンOD錠）ニフェジピン20mg（ニフェジピンCR錠）．望診において色白でやや水太りで，話し方は，声は小さく落ち着いた感じであった．脈候は沈弱，舌候は湿潤，微白苔，腹候はやや軟弱であった．

診断は口唇を中心とした口腔異常感症，弁証は気虚鬱証とした．

経過は以下のとおりである．

帰脾湯7.5g/day，アズノール軟膏適宜塗布で処方．

5月12日漢方効果あり．1日1回はあった強い痛みがなくなった．食後の違和感減少（VAS32）．

6月14日（VAS49）起床時口腔乾燥あり．同処方継続．

8月4日（VAS56）口唇がピリピリ痛む．麦粒腫のため眼科で手術．先月漢方を取りに来られず1カ月漢方を飲んでいなかった．中断により漢方の効果が実感できた．同処方継続．

9月2日（VAS31）漢方を再開して痛みを意識する時間が短くなった．

9月30日（VAS32）

10月28日同処方継続．初診時の主訴である歯がしみる訴えはなくなった．

11月30日（VAS18）帯状疱疹後神経痛や癌の心配を今はしていない．

X+1年1月4日（VAS11）同処方継続．

X+1年3月（VAS11）略治．

本症例は口唇の異常感に漢方薬を用いた例として提示したが，口唇はその肉体的位置から縦割りの現代医学では，ボーダーライン的なところにあり，患者自身が歯科を受診するか皮膚科，耳鼻咽喉科，内科等どこに受診するか迷うことをしばしば耳にする．また，医療者サイドも異常感となれば扱いに困ると思われる．今回は歯の知覚過敏と口唇のピリピリ感は一連のものであったかもしれない．

症例III-11

舌のしびれ，乾燥感に加味帰脾湯が有効であった症例

　76歳女性．身長160cm．体重46kg．血圧153/76mmHg．脈拍74bpm．

　主訴は「舌がピリピリする」であった．以前より歯科治療で継続的に来院している患者である．夫と死別し11年になるが，太極拳やオカリナなど多趣味で活発な人物であった．2カ月ほど前，良い話し相手であった親友が認知症になり，もともと睡眠障害があったがいっそう眠れなくなり，口腔乾燥感や舌のしびれを感じ不安になり来院となった．内服薬は近医内科よりエスゾピクロン（ルネスタ）が処方されていた．

　カンジダ検査（－）．ガムテスト 36.8mL/10min．脈候は滑，数．舌候はほぼ無苔，潤，歯痕．腹候は臍上に悸，腹力弱．最近は気力がなくなり太極拳などはやっていない．舌のしびれは食事中には感じない．食欲ない．食事の際，苦味があり旨味を感じない．イライラなし．火照りなし．

　診断は口腔異常感症，弁証は気虚鬱証とした．

　帰脾湯 7.5g/day 処方．2週間後変化がないので加味帰脾湯 7.5g/day に変方．1カ月後，表情が明るくなり，胃もたれがなく食欲が出てきた．舌のしびれが少なくなったとの報告があった．主訴の改善や，睡眠の改善また食事の際に旨みが感じられるようになっていった．柴胡，山梔子の副作用に注意を払い，同方を1年以上継続した．

　本症例は，検査により口腔カンジダ症は否定され，舌のしびれは食事中に認めない．口腔乾燥感は，ガムテストでは 36.8mL/10min（基準 10mL/10min）なので，口腔異常感症とした．当初イライラ，火照りはないと言っていたが，加味帰脾湯に転方すると劇的に症状が変化したことを勘案すると陰虚鬱証による虚熱で肝気が脾気を損傷していたものと推察された．「患者の言うことを鵜呑みにするな」と初学者の頃に言われたことを思い出した．脈候や腹候が教えてくれていたことを後で考えると反省点である．柴胡，山梔子が上焦の熱証による症状を鎮めてく

れた．

　前後するがこの症例Ⅲ-11を経験した後に症例Ⅲ-10を診たので加味帰脾湯と帰脾湯の証の違いについて勉強することができた．

症例Ⅲ-12
病名（口腔異常感症）は変わらなくても証が変化した症例

　77歳女性．主訴は口腔内痛．

　初診X年1月15日．年始から口腔内に痛みがある．上唇裏と舌が特に痛い．摂食時には痛みがない．悪い病気ではないか心配になり来院．身長142cm，体重53kg，血圧132/82mmHg，脈拍72bpm．併存症に高血圧症，狭心症，腰痛．がっちりした体つきで，声はしっかりして，人前で話をすることもあり行動的な印象であった．口内炎が時々発現し便秘傾向．漢方所見では舌候は白厚苔，脈候は浮実，腹候は腹力実，心下痞鞕．現在口内炎は認めず，診断は口腔異常感症，弁証は気鬱化火（心火上炎）とした．以上のことから三黄瀉心湯6g/day×7処方．また舌の痛みは悪いものではなく，狭義の舌痛症の説明をした．

　第2診において，口腔内の痛みは楽になり便通も良好とのことで同処方を1週間追加後再来はなかった．

　X+1年1月4日，2週間前頃から口腔内が痛むため含嗽を行ったが軽快せず食欲もなく友達から舌癌の話を聞いて心配になり再来院．去年の夏に腰の手術，足のしびれは取れたが体力がなくなり風邪を繰り返し引くようになった．口の乾きも気になっている．声も出にくくなってきた．明らかにやつれた感じがした．舌候は，ほぼ無苔，脈候は浮短．前回より腹力は弱く，心下痞鞕はなかった．患者本人は前回出した漢方薬が希望であったが，証と漢方薬の関係を説明し，十全大補湯7.5g/day×7とした．1週間後声が出るようになり，口腔内の痛みは楽になった．同処方2週間追加．その後安定．

　口腔異常感症を東洋医学的に鬱証ととらえて治療に役立てている．鬱証は実と虚に分類されるが，さらに6型に分類し臨床にあたっている．

本症例において，最初は鬱証の中の実証であり，気鬱化火の内邪が心に侵入し発症したと弁証した．1年後は手術，加齢等で虚証に転じ，気血両虚のため鬱証となり口腔異常感症が発症したと弁証した．

症例Ⅲ-13

COVID-19罹患後の味覚障害に漢方薬が有効であった症例

　75歳．女性．この患者は歯周病の管理で3カ月に1度の割合で通院していた．今回は少し来院の間隔が空いたので質問すると，1カ月ほど前にコロナ感染．味覚異常がまだ残っているとの訴えであった．そこで症状を詳しく聞いたところ，最初，コロナの症状は，発熱，咳そして味覚障害であった．風邪の諸症状は回復したが味覚が戻らないので，家にあるうがい薬を試してみたが効果がなかった．その時当院で以前口内炎の時，外用で処方した半夏瀉心湯が残っていて，使用したところ効果があり味覚が戻った．しかし現在まだ，旨味を感じることができないとのことであった．

　現在，食欲は戻りつつあるものの以前ほどではない．体重減少（1〜2kg）．後頭部の張りがある．汗がよく出る（特に顔）．夜間尿2回．身長160cm．体重61kg．中肉，中背．肌はくすみ，艶はなかった．脈候は浮，按じて無力．舌候は薄白苔，やや乾燥．腹候は胸脇苦満軽度．

　そこで最初柴胡桂枝湯6g/dayを3日，その後補中益気湯12g/dayを2週間処方した．また，家に残っている半夏瀉心湯の嗽の継続を指示した．思わしくない時は内科で血液検査を受けるように申し添えた．その後，補中益気湯を継続し，10月13日の問診では効果があるとのこと．補中益気湯内服継続，半夏瀉心湯の含嗽は適宜とした．12月1日の定期検診では味覚は戻っていた．

　津田玄仙の『療治経験筆記』に補中益気湯の使用目標として8つの症候が記載されており，その中の1つに「食するも味を失う」とあるが，参考になる．

舌痛症

口腔異常感症の中で，臨床現場において多く遭遇するのは（狭義の）舌痛症である．また臨床において広義の舌痛症と併存している場合は決して少なくない．症例Ⅲ-3（p.30）などはその例である．

病態解説

 西洋医学的視点

舌痛を訴える疾患は大きく分けると器質的変化を伴うもの，伴わないものに分類され，狭義の舌痛症は器質的変化を伴わないものの中に分類されている（表1）．

表1 舌痛を訴える疾患

1. 器質的変化を伴うもの	
①炎症	ウイルス感染症，梅毒，結核，カンジダ症，地図状舌，扁平苔癬，ニコチン性口内炎，白板症，再発性アフタ，ベーチェット病，天疱瘡群
②腫瘍	悪性腫瘍
③外傷	褥瘡性潰瘍（不良補綴物，歯牙鋭縁など），熱傷，放射線
④刺激物による	タバコ，アルコール，香料，洗口剤など
⑤貧血	鉄欠乏性貧血，悪性貧血
⑥口腔乾燥症	シェーグレン症候群，糖尿病，加齢，薬物性
⑦ビタミン欠乏症	B2，B6，ニコチン酸欠乏症（ペラグラ）
2. 器質的変化を伴わないもの	
①神経痛	三叉神経痛，舌咽神経痛
②ガルバニズム	
③顎関節疾患や扁桃疾患の関連痛	
④舌痛症（狭義）	

わが国では1937年に遠藤至六郎が舌痛症を文献に乗せたのが最初である[7]．そして1989年に永井哲夫らにより狭義の舌痛症診断基準が発表されている．

それによると

1) 舌に表在性の疼痛あるいは異常感*を訴えるが，それに見合うだけの局所あるいは全身性の病変**が認められない．

　*ヒリヒリ，ピリピリ，チリチリ，ザラザラ，シビレルなど表現する．

　**鉄欠乏性貧血，ビタミンB12欠乏，糖尿病，口腔乾燥などによる器質的変化がない．

2) 疼痛あるいは異常感は摂食時に軽減ないし消失し増悪しない．

3) 経過中に以下の3症状のうち少なくとも1症状を伴う．

　　① がん恐怖

　　② 正常舌組織を異常であると意味づけて訴える．

　　③ 舌痛症状を歯あるいは保存補綴物などと関連づけて訴える．

4) うつ病，統合失調症など内因性精神障害の経過中に出現したものではない．

以上の4項目を満たすものをいう．

となっている．この診断基準の中で「疼痛あるいは異常感は摂食時に軽減ないし消失し増悪しない」は注目される病態解説である．他の舌痛を訴える症例との大きな違いである．またがん恐怖症も問診の中で多く抽出される．この診断基準にはないが，男性より女性に多いことも特徴である．

狭義の舌痛症を含め口腔異常感症の治療は薬物療法と精神療法で対応する．薬物療法には抗うつ薬，抗不安薬などの向精神薬が使われることが多いが，これらの投薬による副作用の中に口腔乾燥があり病態を複雑化させる問題がある．そこで，私は漢方薬を用いている．漢方薬に副作用がないわけではないが，随証治療により最適な漢方薬を選択することで副作用を極力抑えることが可能なこと，その随証治療の際の四診において，患者とのやりとりが精神療法に通じるところは強調しておきたい．

舌痛症の一般的精神療法を以下に示す．

（精神療法）

① 患者の訴えを傾聴し受け入れる（受容）．

② 恐怖を有する場合，がんではないことを保証する．

③ 誤った意味づけをしている場合，病的な意味のないことを繰り返し説明する．

④ 必ず楽になることを保証する．治るとはいわない．

⑤ 面接のたびに必ず口腔内をていねいに診察する．

⑥ 患者にも治療に対する協力を依頼する（4つのお約束）．

⑥に示した「4つのお約束」は慶應義塾大学医学部歯科・口腔外科で臨床において患者との約束である．以下にそれを示す．

① 鏡で舌を観察しない．

② 舌を歯や補綴物に擦りつけない．

③「家庭の医学書」などを読んだりして病気について調べない．

④ 積極的に楽しいこと，興味のあることを実行する．

　・温泉旅行などで気晴らしをする．

　・リズミカルに体を動かし心地よい汗を流すなど．

この4つのお約束は1980年代からのものであり今は「家庭の医学書」ではなく「ネット等」で調べないということになる．

そして舌痛症の治療目標は，「以前と比較すると，少し楽になった」「悪い病気でないことが確信できるようになった」「忘れている時間が多くなった」などの言葉が患者から発せられるようになることであり，痛みがゼロになることが目標ではなく，生活をいかに正常な状態の範囲にしていくかということである．

病（舌痛症）による不安に対しての暗黙知と形式知

舌痛症はその痛みによる不安感から痛みが増幅しているように思われる疾患である．ここで**形式知**と**暗黙知**の考えを臨床に応用することを紹介する．

形式知とは，文章や図表，数式などによって説明・表現できる知識のことである．明示的知識ともよばれる．経営学者・野中郁次郎が日本企業の知識創造に関する研究において，暗黙知の対概念として用いた．

一方，現代の認知心理学の研究結果では人間は，概念化できることしか，認識できないことがわかっている．概念化に近い言葉として言語化がある．言語化すなわち，あるものに名前をつけ整理し理解していくことである．人間は古より恐怖と戦ってそれを乗り越えることを繰り返してきた．その中で色々な方法を使うことを試み編み出してきた．目に見えないもの，未体験なものはより恐怖や心配をかき立てる．その時「人」はそれに名前をつけることで整理し理解を深めその恐怖を克服してきた．これが形式知にあたると思われる．臨床において心理療法の名の下で行う大きな目的は，患者自身がこれは狭義の舌痛症であり，悪いものではないことを確信することである．すなわち形式知として，今抱えている舌痛が「狭義の舌痛症」であり，悪いものではないと確信できる暗黙知まで落とし込むことである．

東洋医学的視点

東洋医学においても臨床現場では，薬物療法と精神療法の２本柱で対応することになる．薬物療法には随証治療からの漢方薬であり，精神療法は**「意療」**である．

「意療」を説明する前に，東洋医学の古典以外でも診療におけるヒントはある．その一つとして「渾沌，七竅に死す」『荘子』がある．

『南海之帝為儵，北海之帝為忽，中央之帝為渾沌．儵與忽時相與遇於渾沌之地，渾沌待之甚善．儵與忽謀報渾沌之德，曰：「人皆有七竅以視聽食息，此獨無有，嘗試鑿之．」日鑿一竅，七日而渾沌死．』
（訳）『南海の帝を儵といい，北海の帝を忽といい，中央の帝を渾沌といった．儵と忽は時々渾沌の地で会った．渾沌のもてなしはとても行き届いていた．儵と忽は渾沌にお礼をしようと思い，相談して言った．「人間の顔には目耳鼻口に７つの穴があり，それで視聴飲食しているが，彼にだけはない．試しに穴を開けてあげよう」１日に１つずつ穴を開けていったところ，７日目に渾沌は死んだ』

この話は，情報を得ることで整理がつき混沌から離脱することを言っている．患者が舌の痛みを狭義の舌痛症のものとして認識整理し症状が緩和することと通底する．

　私は狭義の舌痛症を『鬱』の概念を用いて臨床に役立てている．

　「鬱」に関して，最近では「うつ病」と一緒にされがちであるが，「鬱蒼とした」「鬱陶しい」などの意味からも「渋滞」や「風通しの悪い」感じ，または「混沌」を指していると思われる．

　『鬱』とは結て舒びやかでないこと [8] を言い，『鬱証』とは情志の失調により，気機が鬱滞して発症する病証である [9]．鬱の認識を深めるために先達の言葉を借りると，

　　　「病というものは，鬱から始まるものが多い」　　　　　　王安道

　　　「鬱証は鬱結して散せざるなり．人の気血冲和すれば百病生ぜず．
　　　ひとたび鬱結有れば緒病生ず．」　　　　　　　　　　　　龔廷賢

　　　「気血が調和していれば，百病は生じない．いったん鬱がおこると，
　　　百病が生ずる．」　　　　　　　　　　　　　　　　　　　朱丹渓

がある．さらに朱丹渓は自身の「六鬱論」の中で

　　　「気鬱が主であり，気鬱によって湿，熱，痰，血，食の鬱が引き起
　　　こされる．」

と言っている．

　また，葉天士は『臨証指南医案・鬱』の中で，「鬱証が起るのは，すべての病人の感情が変化しやすいためである」「鬱証の治療は，すべて病人の移情易性の可能性にある」と述べている．移情易性は東洋医学の心理療法にあたる「意療」の中の一つに分類されている．

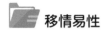 **移情易性**

「移情とは情思の紛らしで，思想の焦点を他の処へ転移する，あるいは内心の焦慮を改変する指向性であり，その転移は 別の事物に到達させる．易性とは心志改易を指し，錯誤認識・不良情緒或は生活習慣の排除と改変，或は不良情緒情感の適度な排泄によって愉悦・穏やかな心境を恢復することを包括する」となっている．「転移」「到達」「排除」「改変」などこれらを実現させるものの一つは「言葉の力」である．西洋医学では病名診断に客観性が強調されるほど問診または言葉の重要さは減少していくが，東洋医学では証を取るために術者の必要な項目を拾い上げるだけでなく，常に患者の兆候を見ていかなければならない．繰り返しになるが，日常診療における患者との双方向の穏やかなやりとりが重要である．四診の中の問診では，古典の『難経』に「問うて之を知るを工という」とある．「工」とは横の2本棒が患者と術者で縦の棒でつなぐという意味がある．

　次に呈示する症例は意療すなわち言葉の治療で寛解した症例である．口腔異常感症の患者に対して意療（精神療法）を先行させ，反応が悪い時に漢方薬を処方することが多い．

1．74歳女性主婦
　主訴は左側舌縁の熱感と疼痛．摂食時には症状は消失し，「舌癌ではないか」との心配が強かった．他に喉の詰まり，肩こり，便秘があった．

2．55歳女性主婦
　主訴は口唇および両側舌縁のヒリヒリ感．摂食時には症状は軽減．他に味覚異常（辛酸）と口腔乾燥感の訴えがあった．不整脈があり，近医で加療中．

3．48歳女性会社員
　主訴は舌のヒリヒリ感．就寝時に特に強く感じることが多いと訴えた．他に左顎関節の違和感の訴えがあった．

4．72歳女性主婦
　主訴は舌のピリピリ感．舌を頻繁に歯に擦りつけることや，鏡で舌を

観察する行為を繰り返していた．がん恐怖も強く訴えた．他に夜間の口腔乾燥感．そして最近「夫が亡くなり寂しい」と感じている．

 鬱証の臨床分類

口腔異常感症を鬱証とみて漢方薬を用いるために鬱証の臨床分類を試みた．鬱は元来実証でありその状態が長期にわたると虚証になるとされている．また場合によっては虚証の人が鬱になる場合も考えられる．臨床において鬱証を実と虚に分けさらにそれぞれを3型に分けた（**表2**）．また，各型の特徴を**表3**に示す．

表2 口腔異常感症を東洋医学の鬱証とみる

			症状		舌候
鬱証	実証	①肝気鬱結	精神抑鬱，情緒不安，溜め息，脇肋部の膨満感と疼痛		薄苔
		②気鬱化火	怒りっぽい，イライラ，煩躁，ストレスが溜まりやすい		紅，黄苔
		③痰気鬱結	喉の異物感，胸悶，憂い悲しむ		白膩苔
	虚証	④気虚鬱証	精神疲労，健忘，ものごとを考え過ぎる，飲食が少ない		淡紅白苔
		⑤血虚鬱証	心悸，不眠，多夢	眩暈，健忘，顔色蒼白，唇淡色	淡色
		⑥陰虚鬱証		五心煩熱，潮熱，盗汗	紅舌 少津

表3 各型の特徴

①肝気鬱結：肝が条達作用を失い気鬱が起こる．
②気鬱化火：気鬱のため火と化し肝火が逆上→心火上炎
③痰気鬱結：脾の運化機能が低下し痰湿を形成
④気虚鬱証：心脾気虚となり心が養われない．
⑤血虚鬱証：慢性化により気から血に達した．
⑥陰虚鬱証：長期化により化火し陰火が陰血を損傷．

口腔異常感症に用いる方剤

鬱証の6パターンから方剤を表4に示した．

表4　代表方剤

①肝気鬱結：四逆散，小柴胡湯，大柴胡湯
②気鬱化火：加味逍遙散，柴胡加竜骨牡蛎湯 　　　　　（心火上炎　三黄瀉心湯，黄連解毒湯）
③痰気鬱結：半夏厚朴湯，竹筎温胆湯
④気虚鬱証：帰脾湯，桂枝加竜骨牡蠣湯
⑤血虚鬱証：温清飲，人参養栄湯
⑥陰虚鬱証：加味帰脾湯，清心蓮子飲，甘麦大棗湯，酸棗仁湯

味覚異常

味覚の変化を訴える患者は，何科を受診するべきか迷ってしまうことをよく耳にする．原因が口腔乾燥，多剤併用，加齢，低栄養，消化器官の不調，感冒，ストレスなど多岐に及ぶ．

病態解説

 西洋医学的視点

口腔は消化器官の入り口でありその生理的機能の一つに味覚がある．ヒトの生命活動に欠かすことのできない重要な働きの一つである．味覚に異常を感じた患者の訴えは「味が薄く感じる」「料理の味が最近濃くなったと言われた」「何を食べても味気ない感じがする」「魚を食べると金属の味がする」など様々である．味そのものを感じる力が弱くなる量的障害と特定の味だけを感じなくなるものや，何を食べても嫌な味がする質的障害の場合がある．また片側性に味覚障害を認める場合は，脳血管障害や腫瘍を疑い脳神経外科へ紹介する（表5）．味覚に重要な要素

表 5　味覚異常の種類

量的な障害	味そのものを感じなくなる
無味覚	味覚の消失
味覚減退	味覚の低下
解離性味覚障害	4 味質のうち 1 ～ 3 味質に対する味覚の障害
質的な障害	**特定の味だけの変調**
味覚錯誤	味質が異なる味質として感じられること
自発性異常味覚	実際には口の中に何もないのに金属味，苦味あるいは酸味などが持続すること
悪味	食物，飲み物などが何ともいえない，嫌な味に感じられること
異味	食物，飲み物などが本来の味と異なった味に感じられること
味覚過敏	味質が異常に強く感じられること
片側性味覚異常	
一側のみの味覚障害	脳血管障害や腫瘍の疑い
嗅覚関連	
風味障害	嗅覚障害によって味の感じ方が変わる（味覚自体は正常）
味覚・嗅覚障害	味覚と嗅覚が同時に障害される

は味蕾，唾液，副交感神経である．味蕾と味の関係は消化機能の減退，不衛生な口腔環境，喫煙，抗菌薬の内服などによる舌炎や，糸状乳頭の角化（舌苔が厚くなること）により味物質が味蕾と結合しにくくなる場合などがある．味蕾が味を感知するには唾液が重要な役割を持っている．味覚の刺激は必ず液体であることを思えば，唾液の減少は味覚に異常をもたらす．味蕾で感知された味の信号は副交感神経を通じて脳の中枢に送られる．

　味覚異常は近年，特に高齢者で増加が指摘されている疾患である．原因は様々であるが，薬物性，亜鉛欠乏症，全身疾患に伴うもの，特発性の順に多くこれらで原因の約 80%を占める（**表 6**）．亜鉛の不足は味覚障害の重要な成因になるが，味細胞は 10 ～ 12 日で新しい細胞に入れ替わる．亜鉛は味蕾の再生になくてはならない微量元素である．亜鉛不足を来たしやすい病態には，鉄欠乏性貧血，消化器疾患，甲状腺疾患，血液透析などがある．全身疾患やそれに対しての服薬機会が多いと，内服薬と亜鉛が結合（キレート）して亜鉛の吸収を妨げたり，亜鉛を体外

表6 味覚障害の原因

一次性味覚障害
1. 伝導路障害
2. 味覚嗅覚同時障害
3. 老人性
4. 特発性

二次性味覚障害
1. 口腔・唾液疾患　①口内乾燥　②舌炎
2. 全身疾患　　　　①内分泌性　a）妊娠性　b）甲状腺疾患 　　　　　　　　　　　　　　　c）糖尿病　d）副腎機能不全 　　　　　　　　②高血圧症　③消化器疾患　④腎不全　⑤悪性腫瘍
3. 亜鉛欠乏症、銅欠乏症
4. 薬物性
5. 放射線照射後
6. 感冒後
7. 頭部外傷後
8. 心因性

排出することがある．全身疾患や内服薬の関係で高齢者は特に注意を要する．漢方生薬にもキレート作用を起こすものがある．石膏，竜骨，牡蠣，滑石である．亜鉛製剤を内服する際はこれらの入った漢方製剤と1時間以上内服を空ける必要がある．さらにうつ病やストレスなどの心因性要因によって味覚異常が生じることもある．そして嗅覚障害により味を感じにくくなる風味障害も臨床では大事なチェックポイントである．

 東洋医学的視点

1．五味

　味覚異常を漢方薬で治療することを述べる前に東洋医学では「味」をどうとらえてきたか解説する．

　東洋医学では五つの味とは酸・苦・甘・辛・鹹の「五味」である．五味の酸，苦，甘，辛，鹹の配当は五行説の最古の作と思われている『洪

範』や，『管子』，『淮南子』にも記載されている．当時の中国では食物
は生命を養う基本として重視し，五行説が医学に応用される以前から「五
味」は，五行の基本要素であった．五臓の機能の失調は味覚の変化とし
て現れるという考え方がある．『素問』「臓気法時論」に「辛は散じ，酸
は収め，甘は緩くし，苦は堅くし，鹹は柔らかくする」とあり酸味は収
斂し固める作用があり多くは虚汗，下痢，遺精などに用いられる．苦味
は乾燥，結集作用で乾燥し瀉する作用で，多くは熱症，湿症の治療に用
いられる．甘味は補力，緩和作用で，多くは虚証，疼痛の治療に用いら
れる．辛味は発散，滋潤，拡散作用で，表症や気血の鬱滞に多く用いら
れる．鹹味は瀉下，解凝作用，堅いものを柔らかくし，便秘や結核の治
療に用いられる．また臓腑との関係では『素問』「宣明五気篇」に「五
味はそれぞれの臓器に入る．酸味の薬は肝に，辛味の薬は肺に，苦味の
薬は心に，鹹味の薬は腎に，甘味の薬は脾に入って作用する．」とあり，
『素問』「至真要大論篇」では「五味は胃に入った後，それぞれの好むと
ころに帰す．それ故，酸味の薬は先ず肝へ，苦味は心，甘味は脾，辛味
は肺，鹹味は腎に入る」とある．

　以上の古典を踏まえた治療例として，肝は精神不安を嫌うので，この
ような場合は甘味のものを食べてゆるやかにする．また肝は発散した状
態を欲するので，この様な状態が崩れた時には辛味のものを食べてこれ

Column

基本 4 味覚と旨味，脂味

　西洋医学の基本 4 味覚は，酸 sour，塩 salty，苦 bitter，甘 sweet の 4
つの基本感覚から構成される．この 4 味に旨味を加えると基本 5 味覚とな
る．旨味に対しての英語はない．delicious は美味しいである．旨味は日
本人に発達しているといわれる．昆布（グルタミン酸），椎茸（イノシン酸），
鰹節（イノシン酸）が仲介する味である．また第 6 の味覚として脂味がある．

を発散させるようにする．漢方には弁薬八法というものがある．弁薬八法は薬を薬体，薬色，薬気，薬味，薬形，薬性，薬能，薬力の８つに区分したものである[10]．その中で薬味として各生薬を酸苦甘辛鹹に分け性格づけをして先ほどの五味論に沿って治療に役立てている．

2．舌と心

味を感知する主役の「舌」は古典の中で「舌は心の官なり」（『霊枢・五閲五使』），「心は竅（きょう）にありては舌たり」（『素問・陰陽応象大論』），「心は舌を主（つかさど）る」（『素問・陰陽応象大論』），「心気は舌に通ず，心和すればすなわち舌は五味を知る」（『霊枢・脈度』）とあり，舌は五臓の中で特に「心」との関係が密接である．

これらの古典を要約すると，舌における五味（酸・苦・甘・辛・鹹）は心に反映し，神心が正常ならば正確な判断がなされる．嫌なことがあると「砂を噛むような味気なさ」という表現がある．味は心に左右される．口腔異常感症の範疇の味覚異常はこの辺りと思われる．

3．口味

東洋医学で味覚異常をどうとらえているかを見ていく．中医学において口の中の異常な味覚のことを「口味（こうみ）」として６種に分類している．１つめは量的異常を念頭に，後の５つは五味に由来したものである（**表7**）．

また『傷寒論』の中で「少陽の病たる，口苦，咽乾，目眩する也」とあり，「口苦」とは口が苦く感じること．少陽経証の一つ．実熱証に属す．多くは肝胆に熱があることにより，胆気が蒸騰（じょうとう）（蒸発してたちのぼる

表7　口味（こうみ）

中医学において口の中の異常な味覚	
①口淡：味覚が弱い．食慾不振	脾胃気虚．寒証
②口苦：口の中が苦い．	肝胆火旺．湿熱内蘊
③口甜：口の中が甘い．	脾胃湿熱（粘膩）．脾虚（水っぽい涎沫）
④口酸：口の中が酸っぱい．	肝胃の鬱熱・不和．飲食停滞
⑤口鹹：口の中が塩辛い．	腎虚．寒水が上に溢れた．
⑥口渋：口の中が渋い．	燥熱傷津．臓腑の陽熱の偏盛

こと）して起こるとされている．また白虎湯の条文に「口不仁」とあるがこれは口腔乾燥のためにものの味がわからなくなった状態をいい，少陽病の口苦より重いとされている．白虎湯は陽明病の初期に用いる．これらを現代の治療の観点から見ると前者はストレスなど心因性によるもの，後者は唾液の減少からの味覚異常と見ることができる．そして味蕾，舌苔や唾液の質の問題を考える言葉として「口粘膩」がありこれは，口の中がネバネバしてスッキリしない．厚膩舌苔は味覚異常を伴うとされ，湿濁停滞，痰飲，食積を意味する．ネバネバして甘いものは脾胃湿熱，ネバネバして苦いものは肝胆湿熱があるとされている．

味覚異常の治療

　味覚異常を漢方治療する前に検査を優先させるべきである．亜鉛不足があればそれを補い，カンジダが存在すればそれに対処するといった具合である（**表8**）．

	表8　味覚異常の診断と治療
診断	①全身疾患の有無 ②服用薬剤の確認 ③味覚検査 ④血液・尿一般検査（血清亜鉛定量） ⑤心理テスト
治療	①原因の除去 ②西洋薬 ③漢方薬

　検査，口腔ケア，指導を行いできるかぎりの原因等の排除をしても症状が残る場合は漢方治療が一つの方法になる．

　私は漢方治療をする際，前に述べた古典や中医学の分類を参考に進めている．唾液の質と量に問題がある場合は本書の口腔乾燥の項，そして検査で原因が特定できない味覚異常を西洋医学的には口腔異常感症，東洋医学的には「鬱証」ととらえて治療にあたっている．鬱証に関してはp.48の舌痛症の項を参照されたい．

歯痛

　口腔異常感症の中に歯痛を訴える症例が存在する．一般的に歯痛は，う蝕によるものとその継発症，歯周病由来のものがほとんどである．しかし歯に由来しない痛みとして非歯源性歯痛として分類されているものがある．日本口腔顔面痛学会編『口腔顔面痛の診断と治療ガイドブック第2版』によると1）筋・筋膜性歯痛，2）神経障害性歯痛，3）神経血管性歯痛，4）上顎洞性歯痛，5）心臓性歯痛，6）精神疾患または心理社会的要因による歯痛（身体表現性障害，統合失調症，大うつ病性障害など），7）特発性歯痛（非定型性歯痛を含む），8）その他の様々な疾患により生じる歯痛となっている．

　また，日本疼痛学会など痛み専門の国内8学会の連合が痛みを「侵害受容性疼痛」「神経障害性疼痛」「痛覚変調性疼痛」の3つに分類した．1つ目は，けがや炎症で組織が傷つき，痛みの信号が出て起きる「侵害受容性疼痛」．2つ目は，手術や事故，脳卒中などで神経が損傷して起きる「神経障害性疼痛」．3つ目の「痛覚変調性疼痛」は痛みへの恐怖，不安，怒りやストレスといった社会心理的な要因が大きく関係する．それらの影響で，神経回路が変化し，痛みを長引かせ，悪化させるとみられている．

　口腔異常感症の範疇に入る歯痛は，『口腔顔面痛の診断と治療ガイドブック第2版』の中では7）の一部と8）が相当し，3つの分類では「痛覚変調性疼痛」が相当すると思われる．私は，この歯痛を，東洋医学では鬱証によるものとして，対応している．歯痛の症例は，**症例Ⅲ-5**（p.32），**症例Ⅲ-9**（p.35），**症例Ⅲ-10**（p.37）を参照されたい．

IV 顎関節症

◎顎関節症は，歯科臨床で比較的多く遭遇する疾患である．顎関節部のトラブルは痛みと機能障害の2つが主なものであるが，どちらか1つの時や併存する場合など様々である．顎関節も関節であり構造上，関節包を有する．関節包の内面には滑膜という内張があり，滑膜にある滑膜細胞が滑液という関節に液体を分泌する．滑液は関節の動きをなめらかにする潤滑油の役割を持つとともに，関節の運動につれて関節内部に行き渡り，血管がない関節円板や骨の表面を覆う表層繊維層に栄養を運ぶ．顎関節を含む関節の不調には東洋医学的には気血水の働きを通して考えることも一つである．

症例呈示

症例IV-1
会社内の配置転換がきっかけになった顎関節症

　患者51歳女性．会社員．主訴は右顎関節の痛み．併存症は膝の痛み．現病歴は，初診2カ月前より右顎関節に違和感を覚えた．同時にクリック音も気になり，また最大開口が2横指になった．初診1週間前より摂食困難になり来院．現症は身長152.3cm．体重43kg．色白で小柄．話し方は控えめ．血圧110/70mmHg．脈拍55bpm．脈候は短，沈，遅．腹候は振水音，腹力弱．舌候は薄白苔，やや胖大，舌下静脈怒脹．足に浮腫，つま先に冷え．長く勤めていた会社内で職場の異動があり人間関係と業務内容が事務系から配送になり持病の膝の痛みが増してきたことなどの訴えがあった．イライラはなく前の職場への未練を口にした．以上のことより当帰芍薬散7.5g/day処方．経過は次の通りである．服用後すぐに顎が楽になりまた膝を折れるようになったとことであった．その後1カ月服薬継続し終了した．

痺証は『黄帝内経素問痺論篇第四十三』からの出典である．痺証は人体の正気が不足している状況で，風・寒・湿・熱邪が体内に侵入し，四肢関節の経絡の気血運行を阻むことにより発症する．本症例は人事異動後の職場において，人間関係に悩み気血の運行が阻滞している時に寒・湿邪により痺証となり顎関節および膝関節に痛みが出たと思われた．当帰芍薬散の方意は補血，利水である．本症例を風寒湿痺証と弁証し，風は内風であり血虚生風とした．水滞があり利水性かつ和血性の駆瘀血薬である本方が有用であった．

症例Ⅳ-2
義理の母の介護生活をする58歳女性の顎関節症

初診4カ月前に義理の母が脳梗塞になり介護をすることになった．3カ月前より口が開けづらく開口による痛みを感じるようになった．身長153cm．体重54kg．血圧137/75mmHg．62bpm．開口は2横指半．自発痛，クリック音，開口による顎の変位はいずれもなかった．腰痛，肩こりと便秘があり，手が冷える．就寝時足が冷えて眠れないとのことであった．漢方所見では，脈候は実短．腹候は小腹に抵抗あり．舌候は白苔，舌裏静脈怒脹であった．西洋医学的には顎関節症，東洋医学的には風寒湿痺証とした．経過を述べると，

第1診X年3月11日．口の開けにくさはVAS 76．桂枝茯苓丸7.5g/day×7処方．

第2診3月24日．同処方×14．口が開けやすくなりよく眠れる．冷えもよくなった．

第3診4月6日．同処方×28．3横指開口．VAS 36．

第4診5月13日．同処方×14．VAS 0．楽になった．

肩こり腰痛も楽になり便秘はない．冷えも改善．継母の施設への入所と重なり心身ともに楽そうであった．休薬とした．痺証は，正気が不足している状況で，風・寒・湿・熱邪が体内に侵入し，四肢関節の経絡の気血運行を阻むことにより発症する．本症例は継母の急病による家庭で

の介護の負担で気血の運行が阻滞している時に寒・湿邪により痺証となり顎関節および腰に痛みが出たと思われた．桂枝茯苓丸の方意は駆瘀血，利水である．

　本症例は瘀血，水滞があり利水性の駆瘀血薬である本方が有用であった．

症例Ⅳ-3
産休明けを控えた時期に開口障害を発症した女性

　患者は32歳女性，銀行員である．主訴は「口がうまく開かない」．現病歴は発症1カ月前に出産，その後吐気，動悸があり，婦人科で経過を観察中であったが，最近になり口が開けにくくなり，来院となった．来週から産休が終わり仕事に復帰するのでなんとかしたいと焦燥感が漂っていた．現症は，体重48kg．身長163cm．痩せて色白であった．血圧88/54mmHg．68bpm．脈候は滑．腹候は腹力弱，悸．舌候は胖大，歯痕．顎関節は自発痛が軽度あり，開口は三横指可能だが難儀である．クリック音はない．全身的には吐気，動悸，目眩，腰痛があった．また，出産前から冷え性であった．

　診断は育児の物理的・精神的ストレスによる顎関節症であり，東洋医学的弁証では風寒湿痺証とした．苓桂朮甘湯6g/day 合四物湯6g/day（連珠飲方意）とし1週間処方した．会社の都合で3日後再診となった．その時の患者の話は，「家に帰り内服2回を過ぎた時，人生でワースト3の頭痛，全身の節々の痛みに襲われ首も回らなくなったが，とにかく寝ることにした．翌朝起きた時，体の痛みも去り，顎も開きやすくなった．」そして「薬に関しては嫌な感じがしない」とのことだったので，飲みきることを指示した．患者には瞑眩の説明をした．VASは初診の65から25に変わっていた．

　本症例は著効例であった．これが瞑眩なのかそうでないかは，判断しかねるところであるが印象に残る症例であった．

症例IV - 4
顎関節症に葛根湯を用いた症例

患者は 26 歳男性，会社員（コンピュータープログラマー）であった．主訴は「顎関節の痛みを漢方で治したい」との訴えである．

現病歴は，当初左下智歯の痛みで来院，口腔内の洗浄と排膿散及湯で1 週間後緩解した時，以前から右の顎関節の開口時の痛みがあるとの訴えがあり，今回親知らずの痛みに漢方が効いたので，顎関節の痛みも漢方で何とかならないかとのことであった．顎関節の痛みは仕事（コンピュータプログラマー）を始めてから出現．特に夏は外に比べ 10℃ 低い室内で長時間の作業があり，体が冷えて肩こりがひどいとのことであった．

顎関節の症状は開口時の痛みと硬い物を噛む時に右顎関節の痛みがあり，クリック音は両側にあり，開口障害はない（4 横指）．身長 170cm，体重 73kg，血圧 124/75mmHg，脈拍 68bpm．色白，中肉中背．

漢方所見では，脈候は緊脈，腹候は臍上に圧痛点，舌候は薄白苔．

以上のことより診断は顎関節症，弁証は風寒湿痺とした．大塚の臍痛点（大塚敬節『漢方診療 30 年』より）等を参考として葛根湯 7.5g/day で効果を得た．生活指導は，デスクワークで同じ姿勢をとらないことや，余暇でのスポーツを勧めた．その後，時々痛みがある時に同処方を取りにきたが，安定していった．

病態解説

 西洋医学的視点

本症の定義は，「顎関節症は顎関節や咀嚼筋の疼痛，関節（雑）音，開口障害ないし顎運動異常を主要症候とする障害の包括的診断名である」（日本顎関節学会）となっている．これらのうち少なくとも 1 つ以上を有することが顎関節症と診断する基準とされている．したがって，

咬み合わせの違和感，耳の症状，顳顬痛，頭痛，首や肩のこり，また画像検査による異常などだけでは顎関節症とは診断しない．

免疫学的に人口の10％が罹患．20〜30代女性がピークであり，全体でも女性は男性の2〜3倍となっている．**顎関節症の原因は多因子疾患である**とされ，①異常な開閉口運動，②異常外力（ブラキシズム等），③補綴物異常，④生活習慣，⑤仕事の変化，肉体的心理的ストレスが考えられる．

治療概念は，生活指導，行動療法，開口訓練などセルフマネジメントを基本として，多因子とされている因子の種類を減らすか，個々の因子の質量を低減していくことになる．

現在，米国口腔顔面痛学会では本症を「口腔顔面痛（疼痛性）疾患の一つ」としてとらえ，抗うつ薬や認知行動療法などの慢性疼痛の治療法を取り入れることを推奨している．顎関節症の中で特に心因性が強く疑われる場合は，身体化症状としての対応をとることとなり，①薬物療法として向精神薬（抗うつ薬, 抗不安薬），②精神療法として患者への受容・支持・保証．③不可逆的処置の禁忌となる．

顎関節症の治療では理学療法，鍼灸，導引など有効なものがあるが，それらとの組み合わせや単独でも効果のある漢方薬を使用した療法について解説する．

🗂 東洋医学的視点

西洋医学的な顎関節部の痛み，違和感，機能障害などの治療を踏まえて漢方医学的なアプローチを考えてみたい．

心身一如の考えに基づいている漢方薬の作用は多面的であり，その範囲は肉体から精神症状まで及ぶ．顎関節症の原因が多因子的でありその治療は，その因子の数を減らすか，それぞれの因子の質量を低減していくことなので，本症に漢方薬を用いた治療は理にかなっている．そして顎関節症の治療概念はセルフマネジメントとなり，患者による治療への積極参加（アドヒアランス）が重要視されているので，その点でも，診察形態が四診から構成されている漢方治療は適している．

また一般的に関節のトラブルといえば高齢者と思われがちであるが，この疾患は若い女性が多いのが特徴である．腰痛や膝など関節のトラブルに漢方薬で対応し反応が悪い時に，顎関節症の漢方治療の視点は一つのヒントになるかも知れない．

　本章の冒頭で触れた通り顎関節も関節であり関節包を有する．関節包の中は温かく流れるもので満たされている．漢方では気血水といわれているものである．顎関節症に漢方薬で対応する時のキーワードとなる．

漢方の「痛み」のとらえ方

　黄帝内経の『挙痛論篇第三十九』に「経脉流行不止，環周不止．寒気入経而稽遅，泣而不行．客於脈外則血少，客於脈中則気不通．故卒然而痛．」の一文がある．「気血は休むことなく循行しているが，寒邪が経脈に入ると気血の循行に留滞が生じ，凝りしぶって停滞する．経脈の中に侵襲すれば脈気は通じなくなって突然に痛みが出現する」という意味である．「**不通則痛，通則不痛**」といわれる考え方である．

　漢方では，顎関節症の痛みのみならず色々な痛みの疾患にこの考え方が用いられる．またその他に，「**不栄則痛**」は気血の運行の虚損により，臓腑や脈絡の滋養ができないために痛みが出る．「**諸痛痒瘡皆属於心**」は「諸々の痛，痒，瘡は皆心に属す」の意味であり，「心」が失調することにより気の乱れが生じ，痛みが発症するとされている．これらの言葉はみな「気・血・水」の流れが悪くなると，痛みが生ずるといっているのである．顎関節症の漢方治療はこの痛みの考え方と底通する「痺」を理解し治療に活用したい．

痺証

　「痺」とは塞がって通じないことを意味し[11]，「痺証」とは『素問』痺論篇からによる．風寒湿熱などの邪気が人体の肌表・経絡・関節などを侵して，気血の運行がスムーズではないが不通になるために，肌肉・筋骨・関節のだるい痛み・しびれ・重だるさ・運動制限・腫脹などの症状を現す病症である．

その種類は，大きく2つに分類されている．**風寒湿痺**と**風湿熱痺**である．

　風寒湿痺は寒に由来するものとして，風邪が強い「行痺」がある．風邪は人間の表の防衛である衛気を巻き上げるとされ，症状が出る前に風邪をひいたか，風邪様症状がなかったか聞くことが大事である．「痛痺」は冷えによる痛みであり，冷やすと悪化する．過去に体を冷やしたことがなかったか聞くことである．「着痺」は重だるい感じがあり，天候が雨の時，症状が増悪し，晴れの時に楽になる．

　風湿熱痺は，熱が体内にこもる陽性素因のもので，外邪を感受し熱に変化した陰虚素因のもの，長期化し鬱して熱に変化した鬱熱素因のものに分類されている．熱痺の症状は関節部の発赤，腫脹，発熱，疼痛が起こり運動不利となる．冷やすと軽減する．

　痺証の治法は，「祛風・散寒・除湿・清熱・通経止痛」である．「気・血・水」の流れを阻害する「風・寒・湿・熱」を排除し経絡を通し，痛みを止めることである．この中で注目したいのは祛風すなわち**風の治法**である．風には「**外風**」と「**内風**」がある．

　「外風」とは「外感風邪」ともいわれ，外感六淫の中の「風」であり季節，室内環境の変化などを含む．症例Ⅳ-4のコンピュータープログラマーの仕事場の環境はそれにあたると思われた．

　「内風」は「内生五邪」の中にある．ストレスの多い現代人の顎関節症を漢方で対応する時この内風を意識したい．内風の起源は肝にあり「肝風」ともいう．「肝」の働きは代表的なものに，疏泄作用と蔵血作用がある．全身の気血を巡らせ感情の調整を行い，血液の貯蔵，供給をするとされている．『素問』風証の治療原則は祛風散邪であるが，中医学には**「風を治めるにはまず血を治める．血がめぐれば風はおのずから消滅する」**という考え方がある．「血を治める」とは補血，活血，涼血，放血などの治療を指す．方剤を選択するよりどころとなる．

　内風を起こす原因は主に2つあり，陽盛と陰血不足である．陽盛による内風は実証に属し，代表的なものは，熱極生風がある．陰血不足による内風は虚証に属し，肝陽化風，血虚生風，陰虚化風などの種類があ

る．症例IV-1, 2, 3 (p.56 〜 58) はいずれも陰血の不足による内風と弁証した症例である．

 ## 顎関節部を中心とした不調に対しての漢方的対応

　口腔異常感症のところで顎関節周辺の不調を訴える症例III-5, 6 (p.32 〜 34) を提示したが，それらは西洋医学的に顎関節症の診断基準には合わないものである．そしてそれらは，鬱証と痺証に弁証した症例である．

　顎関節症イコール痺証ではなく，また鬱証と痺証の間に明瞭な境界線があるわけでもない．ここで大事なことは西洋医学的視点と東洋医学的視点は一致させる必要はなく，2つの視点を有効に活用することである．

　顎関節の不調の訴えは多岐にわたる．そのため，視野を広く持ち治療にあたることが大事である．西洋医学的には顎関節症，口腔異常感症などを考慮することになる．また，東洋医学では痺証や鬱証ととらえて治療にあたることも一つの方法である．

　多因子疾患であるので，その患者ごとに話をじっくり聞くことは東西の医学に変わりはないであろう．吉益南涯の「証は末端であり，物が本質である」は含蓄のある言葉である．

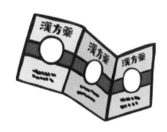

V オーラルフレイル

◎「尚歯延齢」とは歯を大事にすると寿命が延びることをいう．それから派生した尚歯会とは老人を尊敬して，長寿を祝うため，老人らを招いて催す宴のことである．もともとは唐の詩人白楽天が始めたといわれている．江戸時代では武家や文化人の間で行われていた記録があり，今日でいうところの敬老会になる．「年齢」という文字にも「歯」という字が組み込まれ，「老い」と「歯」は関係が深そうである．

症例呈示

症例V-1
アフタと顎関節の状態が同時に悪化し，摂食が難儀になった症例

患者は61歳主婦．現病歴は以前より再発性アフタと顎関節症の既往があり，その都度漢方を処方していたが，初診（X年11月22日）の2カ月前よりアフタと顎関節症の状態が同時に悪化し，摂食が難儀になり来院．既往歴はX-5年，目眩のため耳鼻科にて五苓散の処方を受けたことがあった．身長157cm．体重44kg．痩せ型で肌に艶がなく枯燥．血圧124/57mmHg．脈拍56bpm．アフタは舌尖部，左口角裏にともに直径5mmほどのものを確認．アフタの休止期はほとんどない状態である．顎関節の症状は2横指半開口可能．食事中，咬合時に左側顎関節に激痛を感じる．クリック音＋であった．精神状態は悪夢を良く見る．中途覚醒あり．イライラする．背景因子として，義理母の介護があり，夫が非協力的であること，最近2人目の孫ができて1人目（活発な男子）を世話することになったことなどにストレスを感じていた．腹候は無力，痩せ．脈候は遅，滑，弱．舌候はやや黄苔，胖大．以上のことより，西洋医学的には再発性アフタ，顎関節症（疼痛，機能障害）で

あり，東洋医学的には血虚鬱証により陰虚内熱の状態や風湿熱痺の状態になったと弁証し，その日は温清飲 7.5g/day 処方した．3 週間後漢方継続しているが，改善しないとのことで，温清飲 7.5g に四物湯 6.0g/day を加えた．1 カ月後左側の顎関節の症状が消えたら，右側が時々気になる．アフタの出現は続いている．同処方をさらに 1 カ月続けた後，顎関節の症状は義理の母が施設から帰ってくると悪化するが，以前より安定して来た．アフタも回復が早くなってきた．その後，月 1 回口腔内洗浄と同処方を 5 カ月継続．半年後には顎関節の症状は違和感程度で生活には支障がなくなった．アフタはほとんど出現しなくなった．廃薬として経過観察となった．

温清飲は，『万病回春』からの出典になる．黄連解毒湯と四物湯の合方でありその割合は原典の指示は 1：1 であるが，エキス剤の割合は 1：2 である．今回その割合をもっと四物湯よりにしたら効果を得た．60 代の女性で介護，子や孫の世話をしている人はかなり心身が消耗しているのかも知れない．オーラルフレイルと解釈できる．

症例V-2
口腔乾燥による義歯の不調に八味地黄丸

患者は 80 歳男性．主訴は義歯の不調および口腔乾燥．併存症として脂質異常症があった．現病歴は 2 年ほど前より口のネバネバ感や義歯の下に食物残渣が入り込むようになり上手く噛めない，最近は痛みを感じ食欲もなくなった．身長 163cm，体重 70kg．疲れやすい．歩行時の腰痛，右膝痛のため 1200 歩ほどの歩行が限度であった．自宅より当医院は 1600 歩ほどだそうで，どこかで 1 回休んでから来るという．夜間尿 3 〜 4 回．大便 1 日 1 回．舌候は舌胖大，白苔．腹候は臍下不仁．脈候は緩．唾液量測を測ろうとガムを噛めるかと聞いた時，乾燥と痛みでガムは噛めないと拒否された．

診断は口腔乾燥，義歯の陳旧化による義歯の不調．弁証は腎陰陽両虚．経過は八味地黄丸 60 丸 /day を投与した．そして 1 カ月 1 回の口腔

洗浄，義歯の調整等を行った．口腔乾燥，夜間尿は3カ月目から軽快．10カ月目に新義歯作製．義歯の調子が良くなり1年後，ガム試験を提案すると快諾された．結果は24.6mL/10分（10mL/10分が標準）であった．また2000歩歩行しても苦痛を感じなくなり，当院には一度も休まず歩いて来られるようになった．

　八味地黄丸はテレビでも夜間尿に効果があることが喧伝されているが，臨床では，誰もがそんなに効果があるようには感じられない．ただ，本症例のように口腔乾燥，義歯の不調のために食事がうまくとれない，いわゆるオーラルフレイルの状態であり，口腔の状態を立て直すこと（口腔ケア，保湿，義歯調整）と八味地黄丸投与で，脾胃と腎に同時に働きかけることができ，好循環が生じ，歩行や夜間尿などの改善がみられたように感じられる．この患者さんは96歳まで1人で通院されていた．

症例V-3
口腔乾燥と義歯の不調に抑肝散加陳皮半夏

　77歳女性．主訴は口腔乾燥，義歯不調（うまく噛めない）であった．既往歴として子宮脱（術後）．併存症は膀胱下垂，高血圧症，睡眠障害である．家庭環境は，夫が老人保健施設に入所．娘は市内に別居し現在一人暮らしである．現病歴は初診半年前より乾燥感が顕著になり義歯の不調を訴え，義歯調整を中心とする歯科治療するも改善せず，さらに義歯が不安定になった．前医（歯科）で義歯の作り替えを提案されたが，娘に相談したところ義歯の不調は結果であり口腔乾燥を治したほうがよいのではないかとの考えに至って来院．

　身長152cm．体重45kg．血圧148/63mmHg．脈拍81bpm．

　東洋医学的所見として，舌候は裂紋，ほぼ無苔，深紅舌，胖大．脈候は浮，数，実．腹候は腹力弱，臍傍悸．その他，イライラ，不眠，足の冷え，毛が抜ける，食欲不振，体重の減少もみられた．

　診断は口腔乾燥（オーラルフレイル）とした．弁証は当初気陰両虚としたが後に証を取り直し気虚鬱証，陰虚鬱証と弁証した．説明も兼ねて

経過を報告する．初診（11/26）において痩せてやつれた感じ，年齢などを考慮し気陰両虚と弁証した．「補う」ことから十全大補湯 7.5g/day 処方．2週間後漢方の内服を確認したが，改善認められず．イライラ，臍傍悸などから気虚鬱証，陰虚鬱証と弁証．気血双補の方意があり平肝熄風，疎肝解鬱の方意もある抑肝散加陳皮半夏 9.0g/day に変方した．1カ月半後イライラの改善がみられ義歯の疼痛の訴えも比例して減少していった．5カ月後には乾燥感と乾燥の改善が認められたので本人，家族の求めに応じ義歯を新しいものに変えた．9カ月後には睡眠の状態も改善されて生活も活動的（カラオケに行ってきた話を嬉しそうにしていた）になり廃薬とした．

本症例は，気陰両虚に効果のある十全大補湯を続けて何か他の方剤も加えることもできたかもしれないが，気血の消耗を補い肝鬱に効果のある抑肝散加陳皮半夏は効果的であった．

症例Ⅴ-4
舌の痛みに八味地黄丸と食養生（養生の症例）

患者は 57 歳，男性．舌の痛みを主訴として来院．既往歴，併存症は慢性アルコール性肝障害，腰部脊柱管狭窄症であった．

現病歴は X-2 年 4 月 5 日温かいものを摂取した際に疼痛を自覚．近医（紹介医）を受診．当科での精査を勧められ来院．含嗽剤，軟膏で対症療法を行い，消長を繰り返していた．身長は 172cm，体重は 89kg，血圧は 127/81mmHg．

口腔内の細菌検査，血液検査では異常は認められなかった．本人の希望もあり X 年 4 月 24 日に漢方治療を開始した．

顔貌は丸顔，髭を蓄え，声はハッキリとして社交的であった．職業を尋ねたところ，この病院から遠くない新宿で夜の飲食業を経営しているとのことであった．

脈候は沈．舌候は裂紋，胖大，地図舌．腹候は腹力中，臍下不仁，夜間尿 4〜5 回．足のしびれと冷えがあった．

舌の診断は，西洋医学的には溝状舌，地図状舌，東洋医学的には裂紋，胖大，地図舌であり陰陽両虚と弁証した．

　以上のことより八味地黄丸60丸/dayを処方．また，食事指導として中華料理など辛い食事摂取と冷飲の習慣を改めるように指導した．ただ，商売柄，生活改善するのは大変そうであったが，年齢を考え，養生やオーラルフレイルとフレイルの話などをして本人に理解を求めた．漢方治療開始からの第2診（X年5月22日）で，舌痛は少し改善．夜間尿は2〜3回．足のしびれも楽になり来院を重ねるたびに少しずつ改善．X+1年10月22日舌の痛みはVAS75→12．食事には支障がなくなるまでに改善した．その後，本人の希望で同処方を継続中である．

　舌痛を訴える疾患は大別して器質的変化を伴うものと伴わないものがある．本症例は前者であり刺激物によるものと思われた．長年の生活習慣と加齢により脾胃と腎が衰え，冷えが生じて舌に症状が出現した．漢方治療において漢方薬を処方することと生活指導（養生法）することは証が根拠となり，本症例は八味地黄丸と飲食の養生法で効果が得られた．

症例V-5
口腔粘膜をゴッソリ持っていかれた介護職員（未病の症例）

　患者は62歳女性介護職員．主訴は「口腔粘膜をゴッソリ持っていかれた」であった．現病歴は初診X-19日，蜂（アシナガバチ）に頭部を刺され病院にて点滴．X-17日皮膚に痒みが出現．皮膚科にて抗アレルギー剤の処方．X-9日喉の痛み．発熱38.6℃．通院が重なったので今回は売薬（パブロン®）で対応した．X-5日嗄声になり声が出づらくなった．X日介護の仕事中に入所者に指を口腔内に入れられ口腔粘膜をゴッソリ持っていかれた感じになり動転し受診した．

　現症は粘膜の状態は訴えほどではなく発赤の痕跡がある程度であった．症状と訴えのバランスが悪いので問診したところ20日ほど前よりトラブル続きで精神的にまいっているとのことであった．身長151cm，体重57kg，血圧111/71mmHg，脈拍72bpm，体温36.7℃．嗄声

（＋＋），咳（＋）．この患者は歯周病の定期検診を継続中であり，平素から性格は神経質な感じを受けていた．東洋医学的所見として，脈候は沈，腹候は心下痞，舌候は薄白苔，胖大．

診断は口腔粘膜外傷と口腔異常感症．弁証は痰気鬱結とした．経過は初診において，傷は軽症であり心配することはないと保証した．そして半夏厚朴湯 7.5/day，ステロイド軟膏を処方した．8 日後口腔粘膜正常，嗄声（−），咳（−），気分が良い．希望により漢方処方継続（7 日分同処方し終了）．

本症例は来院 20 日前より，心身的にストレスが溜まっていたことが推察され，さらに口腔内に予想外の事故により精神的に不安定な状態になったようである．口腔異常感症を発症するトリガーは歯科治療や今回のようなハプニングからということがよくある．早期に対応したことでその後に起こりがちな事象を回避できたようである．

本症例に用いた半夏厚朴湯の生薬構成は半夏（鎮吐作用，去痰作用），茯苓（利尿作用，鎮静作用），厚朴（収斂作用，利尿作用，去痰作用，筋弛緩作用），蘇葉（精神安定），生姜（発汗作用，健胃作用，鎮吐作用）である．

効果は精神安定作用，鎮静作用，筋弛緩作用から不安神経症，不眠症，鎮吐作用，健胃作用から，神経性胃炎や神経性食道狭窄症，つわり，去痰作用，から咳，しわがれ声となっている．

症例 V - 6
脳梗塞後遺症のある 63 歳女性の繰り返す口内炎

患者は 63 歳女性．主訴は歯の動揺および繰り返す口内炎であった．

現病歴は X 年 1 月，近医内科より動揺歯の精査加療依頼で当院を受診．問診および口腔内の診察の結果，動揺歯は抜歯の方針となった．診療経過中に動揺歯は自然脱落し，同年 3 月に義歯作製．同年 4 月の診察時に，1 年前頃より繰り返す口腔粘膜の痛みを自覚しているとの訴えがあった．

既往歴は左中大脳動脈領域の心原性脳梗塞（3年前に発症）．合併症は脳梗塞後遺症（軽度の喚語障害，失読失書），高血圧症，脂質異常症，頸肩腕症候群．

　常用薬はロスバスタチンカルシウム（クレストール錠®）2.5mg，クロピドグレル（プラビックス錠®）75mg，バルサルタン（コディオ配合錠MD®），ニフェジピン（アダラートCR®）20mg，ダガビトラン（プラザキサカプセル®）110mg，ロキソプロフェンNa（ロキソニンテープ®）50mg．

　家族歴は母が胃癌．父が多発性骨髄腫．

　現症は身長159cm，体重66kg，血圧120/80mmHg，脈拍65bpm．

　全身所見は入眠障害，便秘，イライラ，手足の火照り．また問診の際，喚語障害を認めた．便秘は，西洋薬では症状の改善を認めていなかった．

　口腔粘膜の痛みはアフタ由来であり，アフタは2〜3個同時に出現する時もあり，7〜10日ほどで治癒．休止期は1週間ほど．大きさは直径2〜3mm．

　生活背景は，娘と同居．娘の生活に合わせ，夕食の時間が遅く不規則なことが多い．過食傾向とのことであった．

　脈候は数，滑．腹候は右胸脇苦満（軽度）．舌候は白苔からやや黄苔．

　以上のことより診断は再発性アフタ．弁証は陽熱亢盛とした．

　処置および経過は，X年4月，三黄瀉心湯エキスカプセル3c/dayを開始．

　漢方開始1週後，アフタの出現の軽減に加え便秘の改善が認められた．「処方されていた下剤が無効で，悪いものを食べて下痢しようと思ったほど便秘に悩んでいた」と，その時の発言が印象に残った．入眠障害も改善傾向にあった．夕食が不規則かつ過食にならないよう，指導を行った．

　3週後，便通は二便良好，睡眠の改善も認めた．

　5週後，足の裏に軽度の火照りの自覚があるものの，アフタの出現は認めておらず，精神的にも安定が得られた．

　9週後，前回からアフタの出現を1個のみ認めたが，自覚症状は漢

方治療開始前に比べて明らかに改善し，睡眠障害も改善したと患者は喜んだ．その後，三黄瀉心湯を 2c/day に漸減とした．ところが患者の服薬コンプライアンスの問題もあり，1c/day の内服になることもあった．

　13 週後, 3 個のアフタの出現を認め, 症状の再燃の傾向を認めたため, 三黄瀉心湯を 3c/day 増量した.

　19 週後，出現認めず．全身症状の改善も得られており，2c/day に漸減とした．

　27 週後には，体重の増加傾向から過食が疑われ，食事量の指導を行った．

　41 週後，アフタおよび全身症状は順調につき，三黄瀉心湯を廃薬とした．この頃になると，歯科医院に慣れたせいもあって言葉がスムーズに出るようになっていた．

　尾台榕堂は『類聚方広義』の中で三黄瀉心湯を評して「中風卒倒して人事を省せず，身熱牙関緊急，脈洪大或は鼾睡（いびきをかいて寝ること）大息，頻々（同じようなことが繰り返される様）として欠伸（あくび）する者，および省後偏枯（半身不随）癱瘓（運動麻痺）不逐（後を追えない，麻痺）し，緘黙不語（言語障害）あるいは口眼喎斜（顔面神経麻痺）し，言語蹇渋（なめらかに進まないでつかえる様），流涎笑泣し，あるいは神思恍惚として機転木偶人（人形）の如き者は此の方に宜し」とある．脳卒中の後遺症に用いていたことがうかがわれる．

　本症例は陽熱亢盛型の再発性アフタと弁証，診断し，変方することなく三黄瀉心湯の量の増減で改善が得られた．再発性アフタに効果があったことは重要であるが，睡眠の改善や便秘，精神安定などにも好影響を与え，脳梗塞の後遺症下で QOL を改善したことも幸いであった．

病態解説

 ## オーラルフレイルの位置

　日本老年医学会は高齢者において起こりやすい「frailty」に対し，正しく介入すれば戻るという意味があることを強調したかったため，多くの議論の末，「**フレイル**」という共通した日本語訳にすることを2014年5月に提唱したと聞いている．同年に日本老年歯科医学会でも口腔に現れる虚弱の意味で，「**オーラルフレイル**」という言葉をプレスリリースしている．オーラルフレイルは，口腔機能の軽微な低下や食の偏りなどを含み，身体の衰え（フレイル）の一つである．歯・口の機能の虚弱のために食環境の悪化から始まり，筋肉減少を経て最終的に生活機能障害に至る構造となっている．

　オーラルフレイルのプレスリリースは，二つの方向があり，一般の人たちに周知すること，もう一つは医科（医師）を中心とした他の医療，介護に携わる多職種の方たちをターゲットにし，さまざまな医療・介護の現場において，口腔領域の軽微な（ささいな）機能低下をいかに見逃さないようにするのか，警鐘を鳴らすことを大きな目的として行われた．早く介入すれば戻るフレイルの前段階としてのオーラルフレイルということで，とりわけ重要なわけである．

　2024年にオーラルフレイルの概念は，3学会（日本老年医学会，日本老年歯科医学会，日本サルコペニア・フレイル学会）合同ステートメントとして「口の機能の健康な状態（いわゆる『健口』）と『口の機能低下』との間にある状態である．」とされた．

 ## オーラルフレイルの症状と対策

　フレイルは3つのドメインから構成されている．身体的フレイル，精神・心理的フレイル，そして社会的フレイルである．オーラルフレイルにも歯数や舌圧の低下など身体的なもの，緊張感から唾液量低下，口腔衛生に対して関心の低下などの精神・心理的なもの，食べられない食

品の項目が増え，付き合い等が苦手になる社会的なものなどあり，また3つのドメインが重なり合っている状態も想定される．

オーラルフレイルの症状としては，滑舌の低下，食べこぼし，むせ，噛めない食品の増加，口の乾燥などがある．これらに対して従来の歯科治療で対応していくには限界がある．歯科医療従事者だけではなく多職種で対応することが望ましいと思われる．そしてもう一つの対応として東洋医学的視点で対応することが有用と思われる．

 東洋医学的視点

1．虚

先の項目で列挙したオーラルフレイルの症状は，漢方では虚証，未病の範疇で扱われる．「**虚**」という文字は，過去の住居がくぼんだ跡＝廃墟を示し，からっぽでうつろの状態であり，空虚を意味する．また「**虚証**」とは本来あったものが失われた状態であり，生命力や抵抗力など本来の体の機能が低下して不健康になった状態をいう．『黄帝内経素問』通評虚実論篇　第二十八に「黄帝問曰．何謂虚實．岐伯對曰．邪氣盛則實．精氣奪則虚」（黄帝が問う，虚実とは？岐伯が答えて曰く，邪気盛なれば実し，精気奪すれば虚す）と述べている．虚証の種類は弁証論治から導き出されるので，例として八網弁証からだと，陰・陽・表・裏・実・虚・熱・寒からの組み合わせになり，具体的に陽虚，陰虚，陰陽両虚などになり，気血水弁証では気虚，血虚などがあり，五臓弁証が加わると心血虚，肝血虚，腎陰虚などと表現される．日常臨床で高齢者は何らかの「虚」を持っていることが多いと想定される．

2．未病

（オーラル）フレイルを東洋医学的観点で質的にとらえると「虚」であるが，時間軸でとらえると「**未病**」ということになる．「未病」の概念は東西医学の健康と疾病の考え方からの違いからくるものと思われる．西洋医学は二元的健康観であり，健康と疾病の状態を二律背反ととらえる．すなわち疾病でなければ健康，健康でなければ疾病という考え方をするのに対し，東洋医学では一元的健康観で，健康の程度には高い

状態から低い状態まであって，それが低下すると疾病の状態に至るという連続的な見方をする．日本東洋医学会のホームページでは，未病について漢方医学的な考え方に基づいて病態がどのように変化するかを予想することであり予防医学ではなく，予想医学であるとなっていた．

「未病」の出典は『素問』四氣調神大論篇第二において「是故聖人不治已病，治未病，不治已亂，治未亂，此之謂也．夫病已成而後藥之，亂已成而後治之，譬猶渇而穿井，鬪而鑄錐，不亦晩乎」（聖人とは，既に起こっている病を治さず起こる前の病を治す．起こっている乱を治めるのではなく，起こる前の乱を治めることである．病気になって後薬を出し，乱が起こって後にこれを治めるのは，喉が乾いてから井戸を掘り，戦争が起こってから武器を作る，これでは遅いでしょう）となっている．また『難経』七十七難では「上工治未病，中工治已病」（技術力の高い治療家は未病を治すのに対して，ほどほどの治療家はいま出ている症状のみを治す）と記載されている．この考え方は『黄帝内経』よりもさらに歴史を遡る中国春秋時代の孫子「善戦者勝於易勝者也」（よく戦う者は勝ち易きに勝つ者なり）の考え方に底通する．要介護の前段階がフレイルでその前段階がオーラルフレイルであるならば，超高齢社会においてこれに対応するには，孫子であれば「オーラルフレイルに対し兵を投入せよ」と言うであろう．

3．養生

「養生」の出典も『黄帝内経素問』となる．上古天眞論篇第一に

「迺問於天師曰．余聞上古之人．春秋皆度百歳．而動作不衰．今時之人．年半百．而動作皆衰者．時世異耶．人將失之耶．

岐伯對曰．

上古之人．其知道者．法於陰陽．和於術數．食飲有節．起居有常．不妄作勞．故能形與神俱．而盡終其天年．度百歳乃去．

今時之人不然也．以酒爲漿．以妄爲常．醉以入房．以欲竭其精．以耗散其眞．不知持滿．不時御神．務快其心．逆於生樂．起居無節．故半百而衰也」

意味は『素問』[12]によると，

「ある時，黄帝が師の岐伯に問いて言われた．

　余はかねがねから大昔の人々は，年を取って百歳を超えてもまだその動作が衰えることがなかった，と聞いている．ところが，今どきの人民供をみると，五十歳になればもうよぼよぼして来るが，これはいったいどうしたわけであろうか？時代によって天地の及ぼす影響に異なるところがあって，そのために人間の寿命に差ができたのであろうか？それとも人民供の不摂生が原因となって，かくも短命なのであろうか？

　これに対して，岐伯がお答え申し上げた．

　大昔の人々の中で養生の道理を弁えた者は，天文暦数を心得て春夏秋冬の天の気に調和し，飲食に節度があり，起き臥しにきまりをつけ，妄りに心身を過労させることがないようなわけで，肉体も精神もともどもに調和が取れていました．そのために百歳の寿命を全うすることができたのであります．

　ところが，今どきのもの供はそのような理にかなった生活を致しておりません．果汁でも飲むかのようにがぶがぶと酒を飲み，妄りに心身を疲労させることなど，日常茶飯事であります．酔っ払っては女性を求めて，情欲のままにその精力を消耗し，生の泉の真気を失ってしまいます．このようにして，心身の真気を温存しようとはせずに，気持ちのおもむくままに行動して欲望を満足させますし，生き長らえる真の楽しみを知らないで，生活態度が全く無節制でありますので，五十歳になると，もうよぼよぼに老化してしまうのであります」

となる．

　2019 年の日本人の平均寿命は男性 81.41 歳，女性 87.45 歳となっている．また平均寿命と健康寿命の差は男性 8.79 年，女性 12.19 年である．男女を問わず人生の最終盤で 10 年前後はいわゆる「寝たきり」や「介護生活」になることが心配されるのである．日々の診療で，中年から高齢者（40 〜 80 代）に接し「長生きはしたくない」「人の世話になりたくない」はよく聞く話である．奈良時代の歌人・山上憶良の歌で

老身重病の歌（老いたる身に病を重し歌）がある.

「水沫奈須 微命母 栲縄能 千尋尓母何等 慕久良志都」

（水面に立つ泡のような儚い命ですが，栲で作る縄のように丈夫で千尋ものように長くあって欲しいと願いながら生きています）

　この時代の平均寿命は28〜33歳ほどで平均寿命と健康寿命の差が今よりかなり短いというよりほぼイコールであったので，このように寿命をできるだけ長くと願い，歌にしたことは，時代の変化を感じるところである.

　東洋医学では，治療と同じまたはそれ以上に，病気の予防が重視されている.件の黄帝内経素問で示した通り生活習慣の乱れ（食べ過ぎ，飲み過ぎ，運動不足，過労，不規則な生活など）が続くと，体の自然治癒力が落ちて「未病」の状態になりやすく，50歳でよぼよぼになるとしている.未病にならないためには，日頃の予防が必要である.このことを「養生」という.養生には心と身体に対してのものがある.「養神」と「養形」である.「養神」は愛憎憂喜の感情を和平に保つことをいっている.「養形」には呼吸術，仙薬の服用，食餌法があり，食餌法は食養生ともいわれ，医食同源（→ Column），心土不二，一物全食，天一合一思想など「食」に焦点を当てたものがある.

Column

医食同源

　昔中国から伝わったもので日本化したものが数々あり，それは政治，経済，文化，そして医学と枚挙にいとまがない.医食同源という言葉は現在では日本はもちろん中国や韓国でもよく使われている.それは中国の薬食同源思想「食物は飢えた時に摂れば食であり，病の時に摂れば薬である」を拡大解釈した1972年のNHKテレビ番組から生まれた言葉であるとされている.

日本の養生

　日本の養生は，江戸期に醸成された，畏れを伴った生活を楽しむ術とされている．長い戦乱の時代が終わり平和になり江戸時代は健康ブームになっていた．今の時代と共通している．三越デパートの前身である越後屋では「養生式」という店員専用の健康心得書まで作られた．この時代に養生に関して，とりわけ有名なのが貝原益軒『養生訓』である．本書は1713年（正徳3）貝原益軒84歳の時に上梓された．当時の平均寿命から考えると，貝原益軒の存在自体が「養生」を体現した形である．

　『養生訓』の巻頭において「人身は至て貴くおもくして，天下四海にもかえがたき物にあらずや」と人権宣言のような書き出しである．養生の発想は一人一人の命の重さを認めてこそのものであるとし，「身をもち生を養ふに，一字の至れる要訣あり．畏の字是なり」と「畏」ということをキーワードに挙げている．さらに「楽しむ」をキーワードに「およそ人の楽しむべき事，三あり」「一には身に道を行い，ひが事なくして善を楽しむにあり」「二には身に病なくして，快く楽しむにあり」「三には命ながくして，久しく楽しむにあり」「冨貴にしても此三の楽なければ，真の楽なし」として含蓄のある言葉が並んでいる．

　また，時代を遡るが，曲直瀬道三は養生の大切さを説き，それを諭すために多くの和歌を詠んだ．

　　「歯もゆるぎ

　　　脾胃衰えて

　　　こなさぬにこわ（強）きくい物

　　　なべてつつしめ」

という歌を残している．歯周病になり歯が動揺したら硬い物を慎みなさいと歌っている．オーラルフレイルの対応と逆の方向である．先に述べた山上憶良も今の人々とは逆の心情を歌にしている．その時代に正直に対峙している先達の言葉は時代を越えて貴重である．

　オーラルフレイルの考えは，現代の養生論なのである．オーラルフレイルの症状は些細な口の衰えであり，症状としては滑舌の低下，食べこ

V　オーラルフレイル

ぼし，むせ，噛めない食品の増加，口の乾燥などであるが，山本巌は老人の感覚の衰えを「腎気虚」，老人の機能の衰えを「腎精虚」として，「腎気虚」と「腎精虚」の合わさったものを「腎虚」としている．オーラルフレイルの症状に照らし合わせると興味深いのである．口腔は消化器官に属し消化器官は東洋医学では脾・胃となる．また歯肉と胃，そして歯と腎は関係が深いとされている．脾・胃の働きは食物を消化・吸収し，水穀の気を生成するとなっている．経方医学では「胃」を生体の第一発

Column

夏の養生

　夏バテは，漢方では注夏病や痎夏（しゅか）などといわれている．夏季の熱邪と湿邪が，人体の湿熱，鬱熱を呼び起こすとされ，症状は体のだるさ，頭痛，食欲の減退などである．対策としては，体を動かすことで熱を作り，その熱で水を動かし，内側から外に向かって体の働きで汗を押し出すことであり，「上手に汗をかく」ことが大事である．しかし現代は冷房や冷飲のために体の不調を訴えることも多い．こちらの対策は冷飲・冷食を控え体の内側を冷やさないようにし，水を動かす食物である西瓜（すいか）・瓜・胡瓜などの利水，利尿作用があるもの，食欲を増す生姜・ネギ・山葵・紫蘇の薬味類，クエン酸を含み消化，疲労回復，代謝の促進作用のある梅干しなどを摂ることを心掛ける．肺は水道を通調するといわれ，中医学では肺には水分代謝（尿や汗など）を調節管理する作用があるとされている．普段から無理なく汗をかく生活で，肺の機能を高め冷房に負けないようにする．また夏は昼の時間（日の出から日の入りまで）が冬より4時間ほど長い．現代の定時法と違い江戸時代までは不定時法で夏の長い日中を暮らしていた．これらのことを夏の養生としてまとめると，早寝早起きで，長い日中をゆったりした気分で行動し，体を動かし上手に汗をかくようにする．水分代謝を考えて食養生をし，それでも調子が悪い時は漢方の出番となる．夏バテの漢方には，清暑益気湯，生脈散，補中益気湯などがある．

電所とし第二発電所は「腎」としている．その位置づけから考えると口腔は発電所のエネルギーを陸揚げする港湾であり歯科治療および機能的・器質的口腔ケアは防疫，港湾整備となる．この位置づけからもオーラルフレイルはフレイルの前段階にあたる．

　オーラルフレイルに漢方を用いることは，ただ単に漢方薬を投与することではなく，漢方医学を通じて高齢者の心身の状態をとらえることである．漢方は，老化に関しての治療，治験の宝庫であり，おおいに手助けになる．

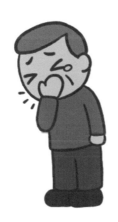

VI 歯周病

◎歯周病の治療は歯科医師にとって日常大変多くの診療時間を占める項目である．最近では歯周病と全身疾患の関係や口腔内細菌叢と腸内細菌叢の関連も解明され始めている．ここに伝統医学である漢方を応用することを考えていくことにする．

症例呈示

症例VI-1
抗菌薬に副作用の既往のある女性の智歯周囲炎に排膿散及湯

56歳女性．身長158cm．体重53kg．智歯周囲炎による咬合時痛を訴え来院．抗菌薬による蕁麻疹の既往歴があるため，消炎処置として洗浄および切開排膿し，同時に排膿散及湯7.5g/dayを2週間処方し症状は消失．漢方的所見として舌候は胖大，白苔．脈候は浮実．腹候は振水音．他に肩こり，目眩，頭痛と多訴．

症例VI-2
抜歯を希望しない多数歯が動揺する歯周炎の患者に排膿散及湯

70歳男性．身長168cm．体重64kg．歯周炎により広範囲の歯肉腫脹，多数歯の動揺が認められた．2年前に心筋梗塞の既往があり，内服薬のため出血の問題と本人の希望もあり外科的処置は行わず急性期は抗菌薬と排膿散及湯を併用し，安定期は排膿散及湯5g/dayを内服継続とした．10カ月後の現在一部歯牙自然脱落はあるものの歯周組織は安定している．初診時の漢方的所見ではやや痩せ型で，舌候は紅舌白苔．脈候は遅．腹候は臍下不仁であった．

症例VI - 3

消炎切開手術後の経過不良の患者に排膿散及湯

67歳男性．身長165cm．体重65kg．消炎切開後の疼痛，硬結を訴え来院．他院で1週間前に歯周炎急性発作のため切開．抗菌薬，鎮痛剤，消炎酵素剤の処方を受けていた．抗菌薬等の内服を中止．排膿散及湯7.5g/dayを2週間処方し疼痛，硬結は解消した．初診時の漢方的所見では，舌候は深紅舌，黄苔．脈候は実，やや数．腹候は腹力充実であった．

上記の3症例は順に水滞，陰陽両虚，実熱証が考えられ三者三様の証であるが，それぞれに排膿散及湯が功を奏したと思われた．排膿散及湯は証を選ばないといわれている．

症例VI - 4

歯周炎に排膿散及湯合桔梗石膏が有効であった症例

67歳男性．身長180cm．体重96kg．主訴は歯茎の腫れ，歯の動揺であった．以前から右上5番が動揺していたが，今朝になり痛みと腫れがあり来院．

併存症として心肥大，高血圧症，糖尿病等あり内服薬多くポリファマシー（13種）の状態であった．喫煙20本/day.

漢方所見としては体が大きく肥満気味で，いわゆるだらしなく太っている感じであった．舌候は胖大，深紅舌，黄苔．脈候は実．腹候は実．歯周炎の急性発作と診断．初診クラリスロマイシン200mg 2T/day，排膿散及湯7.5g/dayとして処方したが，翌日顔面腫脹，発熱37.1℃となったので桔梗石膏6g/day追加処方した．1週間後軽快した．

次の症例は6年間と長い期間の症例である．どの漢方で治ったというより歯周病の治療をしている時に起こったことに漢方医学的に対応し

た症例ということで提示する．

症例Ⅵ-5
長期歯周病管理に漢方薬が有用であった一例

68歳女性．身長146cm，体重43kg．主訴は左上4番の動揺と歯周病に対しての管理希望であった．骨粗鬆症のためBP製剤内服．疲れると歯茎が腫れるとの訴えだったので，頓用として排膿散及湯処方．足の冷えの訴えには生活指導などを行い2年7カ月経過した．その間に他科で腰椎変性すべり症や白内障などの治療を受けていた．翌月（2年8カ月）になると右上7番の動揺があり抜歯の相談をしたが，本人は抜歯を希望しなかったので，月1回の口腔洗浄と排膿散及湯の頓用の継続で経過観察とした．3年後になると歯肉がすっきりしないことや疲労感の訴えが増してきたので，頓服としての排膿散及湯は継続しつつ，内托法として補中益気湯を12g/day処方した．5年を経過したところで，非結核性抗酸菌（ＮＴＭ）症でクラリスロマイシンを内服し始めたとの報告受けたので，漢方を飲んでいることを呼吸器内科に連絡．現在も漢方薬は内服中である．歯肉の状態は安定している．

病態解説

 歯周病の治療に漢方薬を組み入れる視点

通常感染症は，外来病原体が体内に侵入することにより成立するが，歯周病はデンタルプラークの細菌叢が病原性の高い菌群に移行する（ディスバイオーシス）ことが重要な役割を果たしている．そして，最近では歯周病の発症，増悪化のメカニズムは，口腔の細菌叢ディスバイオーシスが，腸管の細菌叢ディスバイオーシスと関連していることがいわれている．

また，免疫には**自然免疫**と**獲得免疫**があり，高橋秀実はそれを漢方で

は**衛気**と**営気**にあたることを述べている[13]．口腔や腸管でそれぞれに起こる免疫反応が自然免疫すなわち衛気の範囲としたら，口腔と腸管の関係での免疫反応は血液を介して成立するのでそれは獲得免疫すなわち営気の範囲ということになる．

一方，漢方生薬の有効成分とされているものの多くは，腸内嫌気性菌により形を変える**プロドラッグ**であることが証明されている[14]．

歯周病は生活習慣病であり，病悩期は長い．これを漢方医学的視点からとらえると，歯周病が発症する前後そして発症後は気・血・水または「証」の変化が起こっていることが推定される．また，歯周病に用いられる漢方薬は消化器症状の配慮がなされているものが多い．代表的な方剤を挙げると，排膿散及湯の中の生姜，甘草，大棗は3つの生薬のコンビネーションで消化器症状を維持する働きがある．十全大補湯は四君子湯を内包し，補中益気湯は消化器症状に応用される代表薬である．口腔から呼吸器，消化器へと連なる粘膜は「内なる外」といわれ，共生と排除の粘膜免疫機構が備わっているが，漢方薬はその「内なる外」に影響を与える．粘膜は東洋医学では「肌」であり肌絡に影響を与える漢方方剤は歯周病に有効性を持つと考えられる．

 癰

癰とは「塞ぎ止める」という意味があり，邪気が滞って経脈気血を塞ぎ，局部に腐乱・化膿などの変化が現れる疾患の総称である[15]．癰は，現代医学の化膿性疾患にあたる．漢方では化膿症になりやすい体質があるとされ，体調を崩した後や，風邪の後などに再発することがある．多くの歯科医師は歯周病において，風邪や忙しさのために歯茎が腫れた患者を治療した経験があると思う．口腔以外でも化膿症は中耳炎や副鼻腔炎，肛門周囲炎などがある．これらの疾患の治療は，抗菌薬の登場以来，漢方薬の出番が少なくなったが，再発しやすい疾患ととらえた時，体質を改善することで，再発をコントロールし，慢性化を防ぐ漢方は治療の選択肢として考慮に値する．

癰の治療

漢方薬で歯周病の治療をする時は，癰に用いる方剤は参考になる．

1．十味敗毒湯『瘍科方筌』

初期の化膿を消散させる目的で作られた処方．生薬構成は柴胡，川芎，防風（浜防風），荊芥，桜皮（樸樕），独活，茯苓，桔梗，甘草，生姜となっている．防風，荊芥，川芎，独活，桜皮，樸樕は化膿の内消，熟膿に働き，柴胡，桔梗，甘草は清熱解毒作用がある．

2．葛根湯『傷寒論』

古方派とよばれる漢方家は「癰」治療に好んで葛根湯を用いたといわれている．化膿症の初期に用いるが，風邪の治療の時と同じで，汗をかかせることで排膿させる「汗法」．炎症がさかんならば桔梗石膏を加味する．排膿散及湯の合方も考えられる．また蒼朮，附子を加えた葛根加朮附湯は膿を軟化させて排膿を促し，潰瘍の肉芽新生を賦活させる方剤である．

3．黄連解毒湯『外台秘要方』

炎症傾向が強い時に用いる方剤で，病巣の炎症拡大を抑制する「清法」の基本方剤である．

生薬構成は黄連，黄芩，黄柏，山梔子であり，四味ともに性は寒である．

黄芩は上焦の火を瀉し，黄連は中焦の火を瀉し，黄柏は下焦の火を瀉し，そして五臓の遊火を瀉すといわれる山梔子も加わり，三焦の実熱を瀉すといわれている．全身または局所の炎症や，自律神経系，内分泌系の過剰な反応を抑制する．止血効果もある．

本方に合方するものは，十味敗毒湯（表層，急性期），排膿散及湯（深層，硬結形成）などの組み合わせがある．

4．排膿散及湯『吉益東洞経験方』

排膿散及湯は，桔梗，枳実，芍薬，甘草，生姜，大棗，からなる処方であるが，その名の示す通り排膿散および湯であり，「排膿散」（桔梗，芍薬，枳実，卵黄）「排膿湯」（桔梗，甘草，生姜，大棗）を合方したも

のである．「排膿散」「排膿湯」は『金匱要略』瘡癰，腸癰，浸淫病篇にある．この二処方は用いるべき時期の判断が困難で利用しにくい処方であった．これを江戸時代の吉益東洞が合方して利便性を高めたとされている．吉益東洞は1700年代の人であり，そのことを『類聚方広義』という文献に残した尾台榕堂は1800年代の人である．そして現代，1900年代となるが，1947年排膿散及湯のエキス剤が登場し，1981年薬価収載となり利便性，公益性という意味で進歩発展していった．昔，中国より渡ってきた事物が浸透，活用されるうちに日本化されたものは枚挙にいとまがないが排膿散及湯もこのベクトル上のものであると考えられる．

　排膿散及湯は表層の局所の化膿症に用いられ，漢方でいうところの証をあまり選ばない西洋薬的な使い方ができる方剤である．江部洋一郎の『経方医学』では，口腔粘膜は肌であるとし，『金匱要略』の排膿散は肌絡の還流を促すことによって熱や腫れを除く処方であるとしている[16]．

　排膿散及湯の生薬のコンビネーションを考えると桔梗湯に枳実・芍薬・生姜・大棗を加えたものという見方もあるが，桂枝湯の桂枝を去りそれに桔梗・枳実を加えた方剤と見ることができる．このような見方をするほうが，本方は証をあまり選ばず表層の化膿症に効果があることの根拠になると思われる．それは生薬構成において生姜，甘草，大棗で気を増しこれに芍薬が血を巡らせると同時に肌の湿の環流を促し，さらに辛温の水剤である桔梗により水道を通利し，破気・消積の作用がある枳実を加え，肌の衛分と肌の血分すなわち営分を通す方剤であると考えられる．

　構成生薬を西洋医学的に見ていくと桔梗はマクロファージの貧食能亢進作用によって抗菌作用を発揮するとされている．抗菌薬の殺菌作用とは異なるため漢方薬の併用によって感染巣の改善がより短縮される．芍薬，甘草，桔梗には鎮痛作用があり生姜，大棗には鎮静作用がある．さらに甘草に含まれるグリチルリチン酸には強い抗炎症作用がある．また桔梗，枳実，甘草には肉芽腫形成の抑制作用がある．また in vitro での本方投与のサイトカイン量の変化も化膿症に有効であることが証明されている．

VI
歯周病

東西のそれぞれの見方を踏まえると，『類聚方広義』排膿散の頭注に「東堂先生は此の方に排膿湯を合して排膿散及湯と名づけ，諸瘡癰を治す．（中略）骨槽風（歯ぐきの化膿する病気）の膿潰後，口収らざる者は毒の根帯，必ず歯根に著く．故にその歯を抜去するに非ざれば，決して全治するを得ざるなり．須からく，先ず其の歯を抜去して而る後に此の方を与うべし．必ず効あり」とあり，現在において，抜歯の術後管理や歯科臨床の進歩で抜歯を選択しない歯周病の治療に用いることの得心がいく．

　俯瞰して口腔領域の治療を考える時，金匱要略や吉益東洞，尾台榕堂の時代に抗菌薬があったと仮定したら現在のほうがずっと抗菌薬を使用しなくてもよい衛生レベル，体力レベルと思われる．しかもそれらの時代より高齢化が格段に進行し，耐性菌の問題や化学製品である新薬の副作用の問題を勘案すると，エキス剤の形となった排膿散及湯は見直すに値する「古くて新しい薬」と考えられる．

5．千金内托散『万病回春』

　膿を軟化させて排膿へと導く補托・透托の代表方剤．高齢者や虚弱者の治りの悪い化膿症に用いる．用いる時期は炎症が限局し炎症が拡大しない状態の時である．保険収載されていないがエキス剤になっている．生薬構成は黄耆，人参，甘草，桔梗，白芷，桂皮，防風，川芎，当帰，金銀花，厚朴である．

6．十全大補湯『太平恵民和剤局方』

　病巣の肉芽の新生がうまくいかず，いつまでも潰瘍が塞がりきらない時，また膿の排出が完全ではなく，病巣に膿を残存させることで感染を再発させてしまうもの．特に身体の虚弱者，高齢者になどに用いる「補法」．

7．補中益気湯『弁惑論』『脾胃論』

　補気剤であり膿を軟化させて排膿へと導く補托・透托として使用できる．本方を含め千金内托散，十全大補湯，帰耆建中湯はいずれも「托法」として用いる．

8．帰耆建中湯『瘍科方筌』

花岡青洲が，難治性の癰の治療のために作った処方．排膿後に潰瘍を形成した後，いつまでも治癒しきらない病巣に用いる．炎症傾向のある物には用いない．保険収載されてはいないが，エキス剤はある．生薬構成は当帰，桂皮，生姜，大棗，芍薬，甘草，黄耆（大虚の時は飴を用いる）．

9．薏苡仁

排膿を目的に排膿散及湯，千金内托散に加味する（膿の薄い時）．

10．桔梗石膏

排膿を目的に黄連解毒湯，排膿散及湯に加味する（膿の濃い時）．

内托法

托法ともいう．内服薬を用いて瘡瘍を治療する三大治法の一つ．これは気血を補益する薬物を用いて正気を扶け，托毒外出させて，毒邪の内陥を防ぐ方法である．托毒透膿法は瘡瘍の中期で，毒邪がさかんで正気がまだ衰えていない時期で，まだ潰破してないものに用いる．生薬では黄耆，当帰，川芎，穿山甲片，白芷，皂角刺などを用いる．補托法は正気虚して托毒外出できないものに用いる方法．瘡の形は平坦で根があり散漫で潰破しにくく，あるいは潰破の後膿汁が少しずつ出て硬くしこって消えず，身熱・清心不振，面色萎黄，脈数で力のないものを表す証に用いる．生薬では黄耆，白朮，党参，炙甘草，当帰，白芍，皂角刺，白芷，金銀花，連翹，桔梗，陳皮などとなっている[17]．

托毒透膿法に有効とされている生薬と排膿散及湯の構成生薬との共通項はないが，炎症の初期から極期，膿潰後まで排膿散及湯は応用できる．補托法は，気虚のために排膿されず肉芽が上がらない時に用いる方法であり，黄耆が主薬とされている．黄耆を含む方剤で，エキス剤かつ保健適応のものは補中益気湯や十全大補湯がある．他には保険収載されてはいないが，この治方を冠した千金内托散や帰耆建中湯などがある．

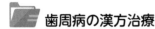 **歯周病の漢方治療**

　私が行っている実際の歯周病の治療のパターンを示す．

　口腔内の洗浄，スケーリング，咬合調整，切開等を前提として，歯周病は生活習慣病であり，生活の見直し，養生の大切さについて説明している．歯周病の急性発作時は抗菌薬，鎮痛薬，排膿散及湯となる．また炎症が強い時や，西洋薬が使えない（副作用の既往やアレルギー等）場合は漢方薬単独で排膿散及湯に桔梗石膏を加味する．歯周病の管理が長期に及びその対象が高齢者や大病後の人で，漢方での虚証と言われる患者の場合は，疲労感や食欲不振の時は補中益気湯，貧血や全身衰弱がある時は十全大補湯など補剤を使用する．

　歯周病でやむなく抜歯を行った場合の処方は抗菌薬，鎮痛薬，排膿散及湯の組み合わせだが，その後排膿散及湯を継続して抜歯した歯以外の歯周病の調子が安定してくることをよく経験する．

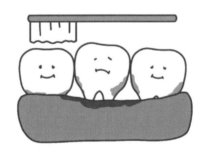

漢方製剤を使用した含嗽療法

◎漢方薬を使用しての含嗽は経験的に医療行為の中で行われてきた．使用される方剤は甘草湯，桔梗湯，桔梗石膏，黄連解毒湯，立効散などである．

2017年に半夏瀉心湯の使用上の注意の改定がなされた．「服用時：口内炎に対して本剤を使用する場合は，口に含んでゆっくり服用することができる」が加わった．その理由は，科学的エビデンスが構築され，実際にがん治療の経過中に起こる副作用症状としての口腔粘膜炎に対し，がんの支持療法としての半夏瀉心湯が含嗽の方法で用いられ，効果をもたらしていることが挙げられる．

最初に日常臨床における症例を提示する．その後，半夏瀉心湯の含嗽法に関する文献を渉猟し，その作用，効果等を踏まえがんの支持療法にとどまらず日常の臨床に用いる場合も想定して注意点をまとめる．

症例呈示

症例Ⅶ-1
義歯によるカタル性口内炎

87歳女性．主訴は義歯による口内痛．心下痞鞕なし．デキサメタゾン軟膏使用中．診断はカタル性口内炎．内服薬は5種類．半夏瀉心湯の含嗽で軽快．

症例Ⅶ-2
授乳中の34歳女性の繰り返す口内炎

34歳女性．主訴は口内炎を治したい．心下痞鞕なし．現在授乳中であり内服薬の希望はなく，職業が美容師なので接客の際，軟膏の使用感

がベタベタしてこれも希望しなかった．診断はアフタ性口内炎．半夏瀉心湯の含嗽で軽快．

症例Ⅶ-3
口蓋隆起のため繰り返す口内炎

　61歳女性．主訴は口の中が傷つきやすい．口蓋隆起があり食品や義歯の刺激で受傷しやすいことが原因であった．傷や口内炎に対しステロイド軟膏を長年使用しているので，不安を覚えていた．ステロイド軟膏の連用は口腔カンジダ症の原因になることを説明した．心下痞鞕なし．義歯の調整と半夏瀉心湯の含嗽で軽快した．内服薬4種類．

症例Ⅶ-4
義歯によるカタル性口内炎に口腔カンジダ症を併発した症例

　82歳女性．主訴は口内痛，義歯の不調．現病歴は数年前に当院で上下総義歯作成．その後老人福祉施設に入所．その施設は訪問歯科治療がなく義歯の不具合や口内痛があるときはデキサメタゾン軟膏を使用していたが疼痛の程度，時間が増してきたため来院となった．老人施設に入所した理由は，背骨の骨折で，当日も車椅子での来院であった．問診での声はハッキリして応答も明瞭であった．脈候は細，沈．舌候は薄白苔．腹候は軟弱，胃内停水．カンジダの試験をしたところ陽性であった．診断は口腔カンジダ症，義歯不適合．使用中のデキサメタゾン軟膏を中止．義歯調整を行い，義歯の内面にミコナゾール塗布，半夏瀉心湯の含嗽指示．1カ月後経過良好．内服薬6種類．

症例Ⅶ-5
ステロイド軟膏が無効の再発性アフタ

　男性71歳．主訴は口内炎に軟膏使用しているが効果がない．診断は

再発性アフタ．生活指導および半夏瀉心湯の含嗽で軽快．心下痞鞕なし．内服薬4種類内1種類は漢方薬．

症例Ⅶ-6
口内炎の時ステロイド軟膏が苦手な症例

女性79歳．主訴は義歯の不調．軟膏は過去に使用経験あり，軟膏の使用感が苦手のため今回は希望しない．診断は義歯によるカタル性口内炎．心下痞鞕なし．義歯調整と半夏瀉心湯の含嗽で軽快．内服薬は7種類，内1種類は漢方薬．

以上の症例の共通項として心下痞鞕なし，過去または現在デキサメタゾン軟膏を使用．症例Ⅶ-2を除くと多剤併用傾向があり，これ以上内服薬は増やしたくないという希望もあった．このようなカタル性口内炎やアフタ性口内炎の時は半夏瀉心湯の含嗽が有用である．

古典では半夏瀉心湯を用いる主たる目安として心下痞鞕を挙げているが，外用として用いる場合はそれには左右されないようである．

症例Ⅶ-7
抗がん剤による口腔粘膜炎に対する半夏瀉心湯の応用

71歳男性．主訴は「抗がん剤により口が荒れた」．現病歴 X 年11月4日に胃がんの手術を行い，11月24日より抗がん剤（テガフール・ギメラシル・オテラシルカリウム配合OD錠T20 6錠28日間）内服を開始．内服4日目から口腔内に潰瘍形成．処方された軟膏（デキサメタゾン軟膏）も無効で，食事等生活に支障があり，口腔内洗浄および口腔粘膜炎の相談で来院となった．この患者は以前，当院を歯科治療で訪れたことのある人物で，今回胃がんの手術を行った病院は，口腔外科が併設されてはいなかった．現症は，身長164cm，体重53kg，血圧119/66mmHg，脈拍80bpm．既往歴は胃がん手術後．併存症として

不整脈，鼻茸．家族歴は特記事項なし．その時の内服薬は各科から次のように処方されていた．

（消化器外科）デカフール 20mg　六君子湯　デキサメタゾン軟膏
（耳鼻咽喉科）レバミピド錠 100mg　クラリスロマイシン錠 50mg　プランルカストカプセル 112.5mg　カルボシステイン錠
（内科）アピキサバン錠 2.5mg　ビフィズス菌錠 12mg．

漢方医学的所見として，声は小さく不明瞭．肌は艶がなく，抗がん剤による脱毛が認められた．脈候は細，沈．舌候はやや黄苔．腹候は腹力弱，心下痞鞕は認めず．

診断は抗がん剤による口腔粘膜炎として半夏瀉心湯を外用で用い以下のような経過を辿った．

11 月 30 日口腔支持療法開始．半夏瀉心湯外用（含嗽）を指示．その時の口腔粘膜炎の状態は CTCAEver.3 Grade II であった．

12 月 8 日になり本人から，粘膜炎が悪化のため抗がん剤中止となった報告を受けた．口腔粘膜炎の範囲は口腔から口唇まで拡大していた．そこで半夏瀉心湯をお湯で溶かし，介護食のとろみ調整剤を加え，軟膏状にして口唇，口腔に滞留する方法をとった．また摂食できないなどの不安が見受けられたので精神療法を併せて行った．その時の粘膜炎は CTCAEver.3 Grade III であった．

12 月 14 日「楽になった」との報告を受けた．半夏瀉心湯＋とろみ剤軟膏継続．

12 月 21 日粘膜炎軽快．口腔洗浄，半夏瀉心湯含嗽継続．

1 月 5 日抗がん剤再開との報告あり，抗がん剤の量は 120mg から 100mg に減量．

1 月 11 日口腔粘膜炎認めない．口腔洗浄，半夏瀉心湯含嗽継続．

1 月 26 日第二クール開始．

2 月 1 日軟口蓋を中心に口腔粘膜炎を認めた．自覚的に「前回よりは楽」との感想であったが，カンジダ検査で陽性を認め，ミコナゾールゲル処方．口腔支持療法継続．

2 月 9 日第二クール終了．口腔粘膜炎認めない．漢方含嗽を適宜行っ

ている.

　2月16日第三クール開始，口腔支持療法継続．漢方適宜含嗽．経過良好．以降1年間の抗がん剤治療を完遂した.

　この症例は周術期における口腔支援に漢方薬が有効であった症例である.

　抗がん剤による治療，頭頸部領域のがんに対する放射線治療，造血幹細胞移植を行う場合は，口腔に，様々なトラブルを生じることがある．口腔粘膜炎などで痛みが出現した場合，重症になると食事をすることが難しくなり，それが高じて治療を中断しなければならないこともある．口腔内のトラブルにより，抗がん剤による治療などが中断することのないように，集中的，継続的に口腔健康管理を行い，回復まで支援していくことが重要である.

　症例の経過中に用いた「とろみ剤軟膏」であるが，老人施設を訪問の際，ミールラウンドで，嚥下不良のため口唇にとろみ調整剤が停滞しているのを見とめて，口角炎や口唇炎の時に基剤として使えるように思え，施設の栄養士に無色，無味なものを分けてもらい半夏瀉心湯をお湯で溶かし，そのとろみ調整剤を入れ撹拌し硬さの調整をして実際に味わった経緯があった．漢方治療は工夫が大事である.

　和田東郭（1742～1803）は江戸時代の代表的折衷家．1799年に医師としては最高位の法眼になっているが次の言葉を残している.

　「薬の運用というものは自在でなければならない．これは脱肛の薬，これは下血の薬というふうに病気別に薬を使うのはだめだ．たとえて言うならば，すり鉢は灰を入れれば火鉢になり，土を入れれば植木鉢になる．水を入れると水鉢に，逆さまにすれば踏み台にもなる．」と述べている.

病態解説

 ## 口腔粘膜炎の発生機序

　体内にフリーラジカルを生成する環境因子としては，大気汚染物質，放射線，ある種の薬剤，紫外線，喫煙などが知られている．体内のフリーラジカルはストレスでも発生する．また，がん治療に際しての化学療法，放射線療法そして併用療法であるCCRTによりフリーラジカル発生がみられる．様々な状況下でのフリーラジカルの存在により口腔粘膜が傷害され，炎症サイトカインの放出により炎症，痛みが起こり病原菌の感染や潰瘍形成が生じる．

　現在，半夏瀉心湯は口腔粘膜炎に対し「フリーラジカル消去作用」「抗炎症作用」「鎮痛作用」「抗菌作用」「組織修復促進作用」の5つの作用があることが知られている．

 ## 口腔粘膜炎に対する半夏瀉心湯の外用における作用

1．フリーラジカル消去作用

　局所において活性酸素を決定的に抑える西洋薬は現在において見当たらない．口腔粘膜炎に関与するフリーラジカルは，ヒドロキシラジカルとスーパーオキシド等である．特に前者は口腔粘膜炎の直接の原因である．

　半夏瀉心湯の構成生薬の大棗，甘草，人参はヒドロキシラジカルの消去作用があり，黄連，黄芩，甘草，乾姜はスーパーオキシドの消去作用を有する．

　さらに黄連，黄芩は安定化したフリーラジカル消去作用を示す．

2．抗炎症作用

　半夏瀉心湯はプロスタグランジンE_2の産生を濃度依存的に抑制するが，高濃度ではインドメタシンとほぼ同等の効果を示す．

　そのメカニズムは，6-ジンゲロール，6-ショウガオール（乾姜）がPG代謝活性阻害能を持ち，オウゴニン，バイカリン（黄芩）およびベ

ルベリン（黄連）が COX-2 の遺伝子発現を阻害しオウゴニンは MAP キナーゼの JNK，p38 のリン酸化阻害を介していることがわかった．

黄芩，黄連を含む方剤は，瀉心湯類または芩蓮剤と称されて熱証（心熱，胃熱など）のものに投与されてきたが，伝統医学の評価とフリーラジカル消去作用，抗消炎作用の働きとの評価と矛盾しない．

3．鎮痛作用

ラットの口内炎モデルにおいて機械的アロディニア（通常では痛みを起こさない刺激によって引き起こされる痛み）を優位に抑制する．また，リドカインは健常の粘膜に作用するのに対し半夏瀉心湯は健常粘膜では麻酔・鎮痛作用はない．口腔粘膜炎（潰瘍部）で半夏瀉心湯は作用後30 〜 120 分後まで優位な鎮痛作用がある．患者の使用感において半夏瀉心湯のほうがリドカインより有利と思われる．実際の臨床では，口腔粘膜炎で摂食が難儀な患者に，食前 30 分に口に含んでもらうと食事が楽になる．

痛みの伝達に関与するナトリウムチャネル抑制系に作用する物質は，乾姜の主成分である 6- ジンゲロール（6GC），6- ショウガオール（6SG）で，Na^+ チャネルの阻害作用がある．ただし人参含有のサポニンが必要であり，半夏瀉心湯の生薬構成の妙が結果的に証明されたことになる．またその他に，イソリキリチゲニン（甘草）にも Na^+ チャネルの阻害作用が認められる．

4．抗菌作用

半夏瀉心湯はグラム陽性菌に影響を与えず，重度の歯周病に影響があるといわれている 3 種菌（レッドコンプレックス）を含むグラム陰性菌に選択的な抗菌作用がある．結果的に口腔内の細菌環境を乱さない．他にカンジダの抑制作用も有する．

5．組織修復促進作用

構成生薬のうち乾姜ではジンゲロール，ショウガオール，黄芩ではバイカレイン，甘草ではグリチルリチン酸の各成分が，MAP キナーゼ経路を介して，ケモカイン発現上昇作用（*in vitro*）が認められ，細胞修復を促進させるとされている．

以上が in vitro での半夏瀉心湯の口腔粘膜炎に対しての作用であるが，in vivo として，抗がん剤による口内炎に対する半夏瀉心湯の口内炎改善メカニズムを，ラット抗がん剤誘発口内炎モデルを用い実験的に検証したペーパーを発表している [18]．参考にされたい．

使用時期

日常の臨床において，口内炎（口腔粘膜炎）は再発性アフタを筆頭に義歯の不適合，外傷，口腔乾燥，内服薬によるものなど様々である．外用で用いるので漢方の初心者にとってもハードルは低い．半夏瀉心湯を外用で用いて，アフタ性口内炎が治癒後，繰り返すようであれば，証をとり漢方薬の内服に切り替えることもある．（☞ I 口内炎（**再発性アフタ**）参照，p.1）．義歯の不適合や咬傷などは 1 週間で回復することが多いと思われる．半夏瀉心湯を外用で使用する前の注意としては，フリーラジカルの存在を念頭に，歯科臨床において口腔ケア，歯科治療，禁煙指導などを前提にすることが重要である．

がんの放射線療法において，一般的に 20Gy を超えてくると口腔粘膜炎を発症しやすいといわれている．また，がん治療において口腔粘膜炎は治療開始から 1 カ月間，なかでも最初の 2 週間に発現しやすい．半夏瀉心湯の使用期間は発現を抑える意味で治療開始から 2 週間継続しその後状況により 1 カ月を目処に行う．その後継続の有無は患者自身に判断してもらう．

使用方法

使用方法の一例を紹介すると，断熱携帯マグやホット用ペットボトルに半夏瀉心湯 3 包（7.5g），80℃前後のお湯（約 280mL）を入れてよく振る．個人の適温を確認．これを 1 日量として口に含む．

最初は短い時間数秒でもよいが，慣れてきたら 2 ～ 3 分間行う．味に対しては個人差が大きいので，慣れるまで薄くしてもよい．誤嚥の恐れがある場合はブクブクのみ，咽頭粘膜炎のある場合はガラガラも併用．場合によって，嗽（うがい）というより，含む，浸す感じである．3.

鎮痛作用の項で触れたが，食事前の 30 分が効果的である．含嗽後 30 分後は絶飲食．含嗽なので術者も自ら試して，味など使用感を確認し指導していただきたい．

 内服と使用時の注意

半夏瀉心湯は本来内服薬である．内服の際注意の要する生薬はその構成の中で黄芩と甘草である．黄芩に関しては術前に肝機能の検査を行い 3 カ月ごとに経過を見る．甘草に関しては電解質のカリウムの低下に注意すること．甘草の副作用予防の 1 日量としては 6g が目安であり，半夏瀉心湯の甘草の量は 2.5g で問題はないが併用薬剤として他の漢方製剤が処方されている場合は甘草の総量を確認しておく．

内服の場合漢方の独特の考えである証を考慮しなくてはいけないが，詳しくは他書を参考とされたい．ここでは簡単に触れると鳩尾の辺りに痞があり，軟便または下痢の症状がある時は内服が一層効果的であると思われる．

 含嗽に使用する他の方剤

半夏瀉心湯に比べ，エビデンスは構築されていないが，伝統的に効果が実証されているものを記す．

1．甘草湯

『傷寒論』からの出典．一味の処方である．主成分はグリチルリチン酸である．臨床では甘草の増量の時に使用することがある．含嗽に用いると，口腔粘膜炎の消炎鎮痛に働く．味はもちろん甘いので，含嗽でのハードルは低く，内服の場合に心配される偽性アルドステロン症（高血圧，低カリウム血症などが起こる）の心配もない．

2．桔梗湯

『傷寒論』『金匱要略』からの出典で方意は消腫祛痰となっている．甘草と桔梗の二味の方剤である．扁桃炎，扁桃周囲炎の適応であるが，口腔粘膜炎において含嗽すると効果的である．この方剤も味は甘く，ゆっくり口に含むことが可能である．

なお，桔梗については，引経薬の一つとされている．「載薬上行（さいやくじょうこう）」の働きがあり，別に「舟揖（しゅうしゅう）の剤」ともいわれている．一緒に配合された生薬の効能を上に持っていく力がある．口腔領域では有用な生薬である．

3．桔梗石膏

本方は他の方剤に加味することが多いが，単独で含嗽に用いることもある．桔梗と石膏の組み合わせの二味の方剤である．

4．立効散

含嗽はもちろん，内服する時でもゆっくり口に含むことが大事である．口腔粘膜に滞留する時間で，構成生薬である細辛の局所麻酔作用が期待される（内服に関してはIX - **方剤解説**，p.117 を参照）．

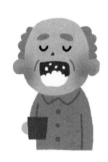

口臭

◎口臭に関しては，本書においてジャンル別に示した疾患を縦断的に診ていく疾患と位置づけたので最後に回した．例えば，口内炎の時，口腔乾燥の時，歯周病の時はそれぞれに口臭が伴うことがある．

症例呈示

症例Ⅷ-1
抜歯後の排膿散及湯を継続した症例

女性 72 歳．主訴は「口の中がスッキリせず，口臭も気になり，口全体的の治療を希望する」であった．

現症は，身長 156cm．体重 44kg．血圧 138/71mmHg．脈拍 61bpm．

現在歯は 21 本．歯周病は中等度．

初診において右下 5 番の根破折を認め抜歯．その際，抗菌薬と排膿散及湯を処方した．第 2 診において「漢方薬を飲んだら，歯茎全体の調子が良いので継続したい」との希望があり，歯周病の治療，補綴治療と並行して排膿散及湯を続け 3 カ月後，家族からの口臭の指摘がなくなり，自分でも気にならなくなり休薬とした．

症例Ⅷ-2
症例Ⅱ-1 を参照（☞ p.13）

病態解説

 東洋医学的視点

　東洋医学では，口臭は熱証ととらえている．代表的なものとして胃熱がある．

　胃熱を確認するには暴飲暴食があるか，食欲の不自然な亢進がないかを見る．胃熱には黄連解毒湯，半夏瀉心湯などの瀉心湯類を使うか，舌苔の状態で黄連湯，小柴胡湯などが適応となる．

　口臭の原因に口腔乾燥がある．口臭において，口腔乾燥を伴うものには胃陰虚，肺陰虚として陰を補うことで熱を是正する麦門冬湯または白虎加人参湯が適応であるが，効果がない時は六味地黄丸や八味地黄丸などの滋陰剤を加える．また東洋医学では，生活指導，養生を重視する．本書においては，口内炎，口腔乾燥，歯周病のところで口臭対応策の参考にされたい．

　漢方は心身一如の考え方であり，ストレス，多忙，寝不足などを伴う口臭は，消化器官の不調があれば肝脾不和として抑肝散（加陳皮半夏），肝鬱がある時は前方に加味逍遙散，四逆散等を加えるか単独で用いることもある．そして肝血虚の時は温清飲などの適応が考えられる．

　自己臭症の場合は口腔異常感症ととらえ治療にあたっている．口臭を気にするキッカケなどをていねいに聞き取ることが必要である．漢方薬を用いる時は「鬱証」ととらえ，「意療」とともに対応している．本書ではⅢ-口腔異常感症の項（p.28～）を参照されたい．

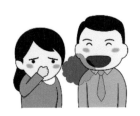

IX 方剤解説

◎口腔領域での頻用処方の解説をする．ここでは網羅的に方剤の解説をするより口腔領域の疾患を意識して，方剤を選択解説する．「随証治療」の大切さは日々の診療で痛感する．随証治療に基づくと，漢方薬を用いる際，副作用の心配も軽減する．また，心身一如の考え方から成る漢方医学の視点で運用する方剤は肉体のみならず精神に効果をもたらすはずである．

1 葛根湯

　出典は『傷寒論』『金匱要略』．方意は辛温解表である．漢方方剤の中で葛根湯ほどその名前が知られているものはない．「風邪に葛根湯」の標語的なものや，古典落語でも「葛根湯医者」などがあり，日常の中で親しまれている．さて，いわゆる歯科保険適応の漢方方剤の中にも登場しているが，その適応が「上半身の神経痛」となっていて，範囲が広くいまひとつ用い方が不明確である．葛根湯の用い方を歯科臨床の観点から解説する．エキス製剤の主だった製薬会社の効能を見ると炎症性疾患，（上半身の）神経痛や蓄膿症など口腔領域に関係するものが認められるが，すべてに共通するのは頭痛，肩こりである．例えば頭痛,肩こりを伴う顎関節症や歯周病の急性発作はよく経験する．その時葛根湯を考えてみることは一つである．また各社葛根と麻黄の量に違いがあるので，生薬の特性を考慮し製品化されたエキス剤を選択したい．

2 葛根湯加川芎辛夷（葛根湯加辛夷川芎）

　出典『本朝経験方』．方意は解表通鼻．葛根湯に川芎と辛夷を加え

たもので川芎は理血薬で血管を拡張して血流促進．風寒・風湿による四肢の痺痛に奏功するとされ，『薬性提要』では「血を補いて燥を潤し，気を行らし，風湿，頭に在るを治す」とある．辛夷は頭・顔面部の風熱症状を発散させる．鼻病のみならず頭痛・歯痛などの頭・顔面部の種々の病変に対する鎮痛作用ある．『薬性提要』では「上焦の風熱を散じ，頭脳に通じ，鼻淵頭痛を治す」とある．総じて葛根湯証で特に歯性上顎洞炎，歯周病などが適応となる．

| 3 | 葛根加朮附湯 |

　出典『吉益東洞経験方』『方機』．方意は散寒祛湿熱．葛根湯に附子と蒼朮を加えた方剤である．附子は熱薬であり補陽し血液循環を改善し利尿する．また寒，湿による痺痛に対する鎮痛作用がある．蒼朮は祛湿薬で，筋肉・関節そして消化管内の過剰水分を利湿し，発汗や利尿により除湿する．総じて葛根湯証で水滞の強いものが適応である．口腔領域では三叉神経痛，顎関節症，歯周病が適応症である．

| 4 | 桂枝加朮附湯 |

　出典『方機』．葛根加朮附湯の類似処方である．葛根や麻黄の必要のないもので，適応症は三叉神経痛，顎関節症に使用する．

| 5 | 八味地黄丸 |

　出典は『金匱要略』．この方剤が世に出てきたのは1800年ほど前の漢代であるが，それ以前から中国大陸の何処かで使用されていたことが推察される．時代は下り南宋の頃より「相火」の概念が医学に導

入され金元代以降それが発展していくに従いこの八味地黄丸のとらえ方，評価も変化していく．また構成生薬の地黄は当初乾地黄であったが技術の進歩により熟地黄が使用可能となり相火の考え方と呼応したものとなった．現代においてこの方剤の活用法を歯科医の立場から口腔領域に用いることを述べていきたいと思う．

　八味地黄丸の生薬構成は地黄，山薬，山茱萸，沢瀉，茯苓，牡丹皮，桂枝（皮），附子となっている．最初の三つの生薬は補う（三補），次の三つは瀉す（三瀉）となっている．そして附子と桂枝は中薬学ではそれぞれ，温裏祛寒薬・辛温解表薬に分類され，表裏を温める作用が期待されている．北山友 松子は附子と桂枝を車の両輪に喩えてこの処方のバランスを変えないように述べている．

　この方剤に使われている地黄は，乾地黄と熟地黄である．現在保健医療ベースで処方されているのは，丸剤とエキス剤であり，エキス剤の場合正確な表記は八味地黄丸料となる．エキス剤に使われているのは乾地黄であり，丸剤に使われているのは熟地黄である．乾地黄と熟地黄はともに根を乾燥したものだが，熟地黄は乾燥する前に蒸すという操作を行っている．乾地黄は清熱涼血薬として用いられ，滋陰に対して効果が高いとされる．熟地黄は補血薬として用いられる．山本巌は「漢代には熟地黄は技術的になかった．八味地黄丸は熟地黄が良い，陽虚による虚熱には清熱はいらない．六味地黄丸は乾地黄が理にかなっている．乾地黄は慈陰と虚熱を除く．」と解説している．今日八味地黄丸を丸剤で用いることは，漢代の丸剤より目的にあった丸剤と言えよう．

　八味地黄丸の解説書はたくさん出版されている．共通項としては冷えや腎虚が対象となっている．松本克彦は「陰陽相補の薬方と言われ対象は陰虚で寒証のものとなり該当するものに老年者がある．しかし老年者であっても陰虚寒証とは限らず，適応は慎重にすべきであろう．下痢，羸痩，下半身の弱りを伴うものによい」と解説し，小山誠次は「欠乏した体内の津液を潤わせて滋養強壮し，衰弱した生理機能的側面を鼓舞しつつ，下痢に対する予防と，利尿作用の加味された薬であ

る．腎虚（腎の機能面および陰液面の不足）を補う薬とも表現しうる」
と解説している．

　東洋医学では，腎は先天の本とされ成長・発育・生殖能に関連する
機能や水分代謝を維持する機能を司っている臓のことであり，この腎
の機能が衰えた病態が腎虚である．さらにそこに寒冷症状を伴ったも
のが腎陽虚とされる．腎の機能は具体的に①成長，発育，生殖を司る，
②骨・歯牙を形成，維持，③泌尿器能，水分調整，④呼吸能の維持，
⑤思考力，判断力，集中力，が挙げられる．この５つのうち口腔領
域に関連が深そうなのは②の骨・歯牙を形成，維持と③の水分調整，
そして④の呼吸能の維持であろう．

　漢方の勉強を始めた頃，総論の五臓のところで，なぜ腎は呼吸と関
係があるのか疑問であった．調べてみると，現代医学では，呼吸は肺
が行う機能だが，中医学では，呼吸は肺と腎が協力して行っていると
考えられている．納気（のうき）という言葉がキーワードで，これにより深い呼
吸が可能となり安定すると解説されていた．今ひとつ納得できずその
ことはいったん忘れていた．歯科臨床の摂食・嚥下では呼吸は嚥下と
切り離せないものとして扱われている．呼吸の停止期に嚥下が行われ
る．この「呼吸の停止期」という言葉に以前読んだ江部洋一郎の『経
方医学』の中に「呼息と吸息の間に停止相がある．吸息と呼息への停
止相に，腎の開闔機能の一つである固摂作用で納気がもたらされる」
と書いてあることを思い出した．安定した呼吸は安定した嚥下をもた
らし，栄養を確保させることになる．納気の気はガスではなく「気」
なのだとわかり，腎の機能の４番目も自分なりに納得した．また，
老人の誤嚥に対して咳払いをさせるには腹部の筋肉が重要であるが，
八味地黄丸の腹証は軟弱無力のものが多く，その腹部の筋肉が衰え，
咳払いも弱くなっていることを想像させる．『黄帝内経素問』咳論篇第
三十八の「五蔵六府皆令人咳」の一節を思い出す．

　老化を引き起こすのは体内で起きる「酸化」「糖化」「ホルモンの変
化」それに伴う活性酸素が細胞の働きを低下させることといわれてい
る．活性酸素は生体にとって必要なものであり，バランスが崩れた時

に問題になるが、「相火」の性質と類似している。加島雅之は「相火論をサイトカインの問題に対する古典医学的なアプローチの歴史ととらえています」と言っている。火論や相火論は金代の劉完素から形になっていくが、八味地黄丸の対象とする火はこの相火を対象としたものなのであろう。高齢になっても生命活動は継続する。そのためにエネルギーを使う。エネルギーのバランスが悪くなってもそのエネルギーを消すことはできない。張景岳はそれを「善く陽を補う者は陰中に陽を求める」と表現ししている。

　歯科治療に八味地黄丸を用いる時はこの「陰中の陽」の存在を考えて行うことである。2014年より本邦ではフレイルという言葉が高齢者医療の現場に登場した。健康な状態と要介護状態の中間に位置し、身体的機能や認知機能の低下がみられる状態のことを指すが、適切な治療や予防を行うことで要介護状態に進まずに済む可能性があるというものである。オーラルフレイルはそのフレイルの前段階に位置し、口に関するささいな衰えを放置したり、適切な対応を行わないままにしたりすることで、口腔の機能低下、食べることの機能障害、さらには心身の機能低下までつながる負の連鎖が生じてしまうことに対して警鐘を鳴らした概念である。

　八味地黄丸の口腔領域での適応は口腔乾燥とそれに伴う義歯の不調、嚥下障害、味覚異常、再発性アフタ、舌痛症などである。一般的に八味地黄丸を使用する時は水の代謝に異常があり、浮腫や乾燥などが症状にある時である。高齢者にとってこれらはよくある症状である。これらはうっ血性心不全や糖尿病などに発展していく前駆症状も含まれている。歯科医師が、八味地黄丸の効果を遺憾なく発揮させるには、高齢者に対し冷えや浮腫などは、腎陽虚から来る症状であることを察知することが一つの道である。うっ血性心不全や糖尿病などになる前が大事である。早期（フレイル）の早期（オーラルフレイル）治療で未病を治すことにつなげていきたい。

6	六味地黄丸

　この方剤は出典の『小児薬証直訣』の名前からわかる通り小児用として作られている．小児には，冷えは少なく熱証が多いため八味地黄丸から桂枝・附子を除いたもので，滋陰剤の基本方であり口腔乾燥に用いる．また，口内炎において陰虚内熱型に用いる．手足の火照りや，不眠などを伴う時によい．

7	牛車腎気丸

　出典は『済生方』である．八味地黄丸に牛膝と車前子を加えたもので，牛膝は下半身の筋を強め，車前子は腎を強め利尿を促す．八味地黄丸のハイブリッド版であり適応は八味地黄丸に準じる．

8	柴胡桂枝湯

　出典は『傷寒論』『金匱要略』である．基本型は小柴胡湯合桂枝湯である．そのため辛涼と辛温の解表の働きがあり，また表裏和解剤の組み合わせのため応用範囲が極めて広い．風邪をひいて暫く（5〜6日）症状が残っている時に使用するのが一般的である．傷寒論146条には汗の記載はないが，他の本には自汗が記されていることが多い．腹痛に使うことも昔からいわれている．北山友松子はストレスによる腹痛，弦脈の時に用い，大塚敬節によると，尾台榕堂は類聚方広義のなかで血の道症に有効であるとし，山田業精（明治期の医家）は気鬱症に有効であることを述べている．これらは現代において神経症といわれるが，相見三郎はテンカン，夜尿症，潰瘍性大腸炎の治療に小柴胡湯合桂枝加芍薬湯を用いて功を得ている．これは柴胡桂枝湯に芍薬を増量したと考えられる．痺証の概念は，痛みに対し気血が通じない

ことで痛みが起こるとされているが，柴胡桂枝湯はとても大きく構えた方剤で，傷寒論第112条にあるように栄衛を和して津液を通じさせるとあり，口腔領域で三叉神経痛に用いる．その他のストレスから来る痛みに考慮する価値のある方剤である．

9　半夏瀉心湯

　出典は『傷寒論』『金匱要略』．方意は化痰清熱である．半夏瀉心湯は本書の「含嗽」のところで扱ったが，ここでは内服について述べたい．再発性アフタに用いることが多い方剤である．再発性アフタの中でも上熱下寒型のものに用いる．何が「上熱」か，というとアフタである．何が「下寒」か，というと下痢・軟便である．他の熱の症状としては逆上せ，煩燥，口渇がある．他の寒の症状は下肢の冷え，透明な小便などである．ただ一番大事なのは「痞」である．「痞」の有無が処方を決定する．お風呂のお湯が沸いている時に上が熱くて下が冷たいものである．この温度差が人体にある時「心下」に「痞」が現れると先達は見定めている．半夏瀉心湯はこのお風呂のお湯をかき混ぜる作用がある方剤である．逆に「痞」がない時はかき混ぜても意味がないのである．また，『餐英館療治雑話』において目黒道琢は「心下痞して大便下痢する者，此の方必ず効あり．若し心下痞えても便秘するは此の方効なし…」と述べている．参考に値する．

　「熱」「寒」を念頭に生薬構成を見ると，黄芩，黄連は清熱であり，「熱」に対する生薬である．乾姜は温中であり「寒」に対しての生薬である．古典を見ていくと『金匱要略』では「嘔而腸鳴．心下痞者．半夏瀉心湯主之」（嘔して腸鳴り，心下痞なる者は半夏瀉心湯之を主る），『勿誤薬室方函口訣』では「脾労の証，心下痞し，腹中雷鳴し，痛なくして下痢し，利後不快に反って痞脹する者は，半夏瀉心湯之を主る」，『療治経験筆記』巻之二・半夏瀉心湯では「此の方を用ゆる目的は心下痞鞕に嘔瀉を兼ねるものに用ゆるなり．心下痞鞕とは痞はつかえるなり．

鞕はかたきなり．胸か底かたくこだわりて手を以てその痞の処を推さ
ば痛む．是が痞鞕なり．此の痞鞕，嘔と瀉の二つがあれば半夏瀉心湯
正面の症なり．……今，半夏瀉心湯の症を主症，客症をわける時は心
下の痞鞕は主症なり，嘔と瀉の二つは客症なり．痞鞕と云う亭主が有
るゆえ嘔瀉と云う客人も生ずるなり．然ればその亭主の痞鞕をだに治
するときは客人の嘔瀉は治せざれども自然と治することなり……」と
なっている．いずれも「心下」における「痞」や「痞鞕」がキーワー
ドである．

　注意する副作用については，黄芩を含むので長期投与の場合，間質
性肺炎，肝機能には注意を要する．

10　黄連解毒湯

　出典は『外台秘要方』．口腔領域では口内炎，歯周病に用いる．炎
症傾向が強い時に用いる方剤で，病巣の炎症拡大を抑制する．

　生薬構成は黄連，黄芩，黄柏，山梔子であり四味ともに性は寒であ
る．

　黄芩は上焦の火を瀉し，黄連は中焦の火を瀉し，黄柏は下焦の火を
瀉し，そして五臓の遊火を瀉すといわれる山梔子も加わり三焦の実熱
を瀉すといわれている．全身または局所の炎症や，自律神経系，内分
泌系の過剰な反応を抑制する．止血効果もある．構成生薬がすべて熱
に対する働きがあるので，他の方剤との合方も便利である．

11　半夏厚朴湯

　出典は『金匱要略』．方意は降気燥湿である．口腔領域では口腔異
常感症，嚥下障害に適応がある．痰気鬱結の状態がある時に有効であ
る．この方剤は小半夏加茯苓湯（半夏，茯苓，生姜）に厚朴と蘇葉を

加えたものである．痰を消す方意があり乾燥をさせるベクトルがある．
よって口腔乾燥のある口腔異常感症には用いないほうがよい場合があ
る（陰虚には禁忌である）．『金匱要略』婦人雑病脉証并治第二十二に
「婦人，咽中に炙臠有るが如くなるは半夏厚朴湯之を主る」とあり，
口腔に隣接する咽頭部の不快感と連携した口腔異常感症には考慮すべ
き方剤である．

12 五苓散

　出典は『傷寒論』『金匱要略』．方意は健脾利水である．代表的な利
水剤であり，対象とするものは，基本的に「水の不足」ではなく「水
の偏在」である．漢方的表現では「陰虚」ではなく，「水滞」である．
生薬構成から見ていくと，朮・茯苓により全身の組織内に偏在する過
剰な水を血管内へ引き入れる．沢瀉・猪苓により尿生成．尿量増加に
より水滞の是正をはかる．桂枝により血管の拡張，血液循環を促進す
る．総じて三焦の「水」の偏在を是正することになる．体内の大量の
水の代謝にアクアポリンの存在が近年解明されてきているが，五苓散
の作用機序との関連も興味深いものがある．

　口腔領域では口腔乾燥，顎関節症，神経痛，口腔異常感症，口内炎
などに使用するが，用いる際は，頭痛，嘔気，目眩，四肢の浮腫，尿
量減少，腹診で振水音，舌診で歯痕舌・胖大など「水の偏在」の確認
が重要である．

13 当帰芍薬散

　出典は『金匱要略』であり，方意は「補血利水」である．生薬構成
からも「血」に関する当帰（活血）川芎（行血）芍薬（養血）．「水」
に関しては茯苓（利水）沢瀉（滲湿）の組み合わせである．これに朮

IX　方剤解説

109

（補脾）が加わり全体として和血的な方剤である．口腔領域では，舌炎，口腔異常感症，顎関節症に適応がある．

14　加味逍遙散

　出典は『太平恵民和剤局方』からである．構成生薬の柴胡・当帰・芍薬は「肝」に，朮・茯苓は「脾」に働くので方意は「肝脾和解」となる．これらに甘草・生姜・薄荷を加えたものが逍遥散となり，さらに牡丹皮（涼血）・山梔子（瀉火）を加えて本方となる．適応症として一般に更年期障害や自律神経失調症などがあるが，これらの症状は心身に多彩な訴えを起こすので，口腔領域にその訴えが及ぶ時は有用と思われる．適応症として口内炎，口腔異常感症，顎関節症など．

15　桂枝茯苓丸

　出典は『金匱要略』である．本方は瀉下による化瘀ではなく利尿による化瘀を意図した方剤である．桂枝（通陽）・茯苓（利水）は「水」を除き，牡丹皮（涼血）・桃仁（化瘀）と芍薬（養血）で「血」を安定させる．口腔領域に本方を用いる時は，年齢は中年であり性別は女性が多い．瘀血による独特の自覚症状として上衝，頭痛，肩こり，目眩，動悸，耳鳴り，下腹の緊満感や疼痛，腰痛，足の冷えなどを参考に口唇や舌の色が暗赤色や瘀点，舌裏静脈の怒張の確認がある．適応症として顎関節症，口内炎，歯周病，口腔異常感症など．

16　補中益気湯

　出典は『弁惑論』『脾胃論』である．この方剤の効能は益気昇陽，

益気健脾, 甘温除大熱である. この３つ目の効能である「甘温除大熱」は生薬構成からその効能を論じたものである. 一般に,「脾虚に伴う清陽下陥により陽気が内鬱すると, 身熱（身体の熱感）・自汗・口渇があり, 熱い飲物を好む・脉は大で虚などの仮熱の症候が現われる. 中焦の気を補い下陥した陽気を昇挙して気機を正常に回復させるため, 補気健脾の甘温の生薬を土台として升麻・柴胡などの升陽薬を配合する. 補中益気湯を用いて下陥した清陽を昇挙, 上昇させて陽気が外達すれば, 熱象は解除される」これが「甘温除大熱」のメカニズムである. この中で熱象といわれるものは李東垣の『脾胃論』の中で「飲食の不摂生, 寒温など環境への不適応は脾胃を傷つける. 怒憂恐は元気を消耗する. 脾胃の気が衰え, あるいは元気が不足すると, 心火はひとりさかんになる. 心火とはすなわち陰火である」とある. 口腔領域に補中益気湯を用いる時は, ベースに消化器官の不調があり, 生活の乱れ（ストレス, 多忙, 睡眠不足）, 病後などが重なっている場合に適応が多いと思われる. また手術後の免疫力低下に伴う治癒不全にも効果が見込まれる. 適応症としては口内炎, 口腔乾燥, 味覚異常, 歯周病, オーラルフレイルなどがある.

17 釣藤散

方意は平肝化痰である. 出典は『普済本事方』である. それには「釣藤散　治肝厥頭暈. 清頭目」（肝の虚に伴い気が上昇して眩暈がするのを治療し, 頭や目を冷ましてはっきりさせる）とある. その中の肝厥とは肝気厥逆して上衝する病証のことであり, 主な症状は手足厥冷・嘔吐昏暈・人事不省・癲癇のようになり, 患者は平素より陰虚肝旺の傾向があり, 精神的刺激を受けて誘発されることが多い[19]. 釣藤鈎は平肝熄風の働きがあるが, これに菊花（鎮静）・石膏（瀉火）を合わせると頭部の清熱効果があるとされる.

釣藤散を口腔領域に使用する時は, ストレスによる食いしばりがあ

り，それによって顎関節症や歯の咬耗，知覚過敏などがある時である．口腔異常感症，再発性アフタにも応用できる．全身的には目眩や頭痛があり血圧が高い傾向の人が対象になる．

18　十全大補湯

　出典は『太平恵民和剤局方』である．方意は気血相補．本方は「気」を補う基本方剤である四君子湯と「血」を補う基本方剤である四物湯がベースとなった，最も代表的な気血双補剤である．四君子湯と四物湯を合方したものを八珍湯といい，これに身体を内側から温める桂皮と気を補う黄耆を加え，大棗と生姜を除いたものが十全大補湯である．本来は病後の回復薬で，口腔領域にこの方剤を用いる時は，全身状態において気血両虚を確認の上，歯周病，口内炎，顎関節症，舌痛症，味覚異常などに応用する．またオーラルフレイルが高齢者の気血両虚ととらえると，この方剤の有用性は広がる．

19　抑肝散

　出典は『保嬰金鏡録』である．方意は平肝和解である．柴胡は肝気に，当帰，川芎は肝血に作用し，釣藤鉤は平肝熄風の働きがあり，朮，茯苓，甘草は脾に働き肝脾不和に対応する．小児の疳の虫の特効薬として有名であるが，成人用として中枢の興奮を鎮静する薬として使える．『保嬰金鏡録』には「肝の経路の虚熱ため痙攣を起こし，あるいは発熱して歯を食いしばり，あるいはひきつけを起こして発熱悪寒し，あるいは粘液を嘔吐し，腹部膨満して食欲不振となり，寝てもむずがるという症状を治す」とあり，歯軋りに使用できることがうかがえる．口腔領域の適応症として，再発性アフタ，口腔異常感症，顎関節症，歯軋りなど．本邦ではエキス剤の抑肝散は蒼朮使用と白朮使用のもの

があり使い分けることが可能である.

20 抑肝散加陳皮半夏

　出典は『本朝経験方』である．方意は平肝化痰である．文字通り抑肝散に陳皮（理気，胃の蠕動運動推進）と半夏（化痰，制吐薬）を加えたものである．抑鬱は湿を生じやすく，湿による消化管の対応のために工夫されたことがうかがえる．適応症は抑肝散証で消化機能に問題がある時に使用する.

21 温清飲

　出典は『万病回春』，方意は清熱養血である．原典では四物湯と黄連解毒湯が同量の合方の指示であるが，エキス剤は製薬会社によって多少差があり，四物湯の割合が原典の倍量となっている．実際の臨床で，症例によっては，本方に黄連解毒湯を足したり，四物湯を足したりして効果を得ている．生薬構成は黄連解毒湯として黄芩，黄連，黄柏，山梔子で全身あるいは局所の炎症，自律神経系・内分泌系の反応増大に対する抑制効果が期待され，四物湯として地黄，芍薬，当帰，川芎の生薬構成で血虚に対する基本方他，出血，瘀血にも対応する．また，一貫堂の「解毒症体質」に使用する柴胡清肝散，荊芥連翹湯，竜胆瀉肝湯の基本骨格は本方である.

　口腔領域の適応症は再発性アフタ，口腔乾燥，顎関節症など.

　副作用に関しては黄芩を含む方剤のため長期投与の場合，間質性肺炎，肝機能障害に注意を要す.

| 22 | 排膿散及湯 |

　出典は『吉益東洞経験方』．方意は排膿消腫である．本方は本書，歯周病の「癰の治療」(p.84)にある「4．排膿散及湯」を参照のこと．私の日常臨床で最も多い処方数は本方である．抜歯後の管理，歯周病でお世話になっており，感謝している方剤である．

| 23 | 黄連湯 |

　出典は『傷寒論』．方意は清心温中である．傷寒論第173条に「傷寒，胸中有熱，胃中有邪気，腹中痛，欲嘔吐者，黄連湯主之」(傷寒，胸中に熱有り，胃中に邪気有り，腹中痛み，嘔吐せんと欲する者，黄連湯此れを主る)とある．生薬構成は黄連（清熱），人参（補気），半夏（化痰），桂皮（温解），大棗（補脾），乾（生）姜（温裏），甘草（調和）であり，半夏瀉心湯の生薬構成と比較をすると，半夏瀉心湯から黄芩を去り，桂皮を加え，さらに黄連を3倍にしたものである．結果として白朮抜きの桂枝人参湯を内包することにより，「清熱」と同時に「温裏」の作用もある．また半夏の作用を合わせれば半夏瀉心湯と同様に「心下痞」を伴う下痢や軟便に有効である．

　古来多くの解説は，上熱下寒，寒熱錯雑の証としているが，舌の状態に着目している口訣が見受けられる．津田玄仙は本方について「此の証，諸病に甚だ多き症なり．舌上如胎と云う四字，此の方を用ゆる眼目なり．この証の胎の模様は舌の奥ほど厚くかかり，少し黄色を帯び，舌上潤で滑らかなり．この胎のあるものは譬え腹痛なくとも，雑病乾嘔あるもの諸治効なきに決して効あり．腹痛あらば猶更のこと．但し，方下の欲嘔の二字は乾嘔のことにして，乾嘔は俗にむかつきのことなり．嘔吐と混じみるべからず」とあり，浅田宗伯，大塚敬節，奥田謙蔵の各先生も舌候に関して同様の記載をしている．

　口腔領域の実際の臨床では，胃部の停滞感や重圧感，食欲不振，腹

痛, 悪心, 嘔気などを確認し, 舌は厚い湿った黄色い苔（黄厚苔, 潤苔）の場合で, 適応になるのは再発性アフタ, 口臭などである.

また, 半夏瀉心湯で再発性アフタの治療が順調であったが, 肝機能の問題が発現し本方に切り替え, 肝機能と再発性アフタに対応できた経験がある.

24　茵蔯蒿湯

出典は『傷寒論』『金匱要略』. 方意は清熱利湿である. 本方は黄疸の特効薬とされているが, 以前より健康保険で口内炎の適用があり使用されている. 口内炎に用いる場合, 瘀熱がポイントになる.

『傷寒論』の第236條には「陽明病, 發熱汗出者, 此為熱越, 不能發黃也, 但頭汗出, 身無汗, 劑頸而還, 小便不利, 渴飲水漿者, 此為瘀熱在裡, 身必發黃, 茵蔯蒿湯主之」(陽明病, 発熱, 汗出づる者, 此れ, 熱越すとなす. 発黄すること能わずなり. 但だ頭汗出て, 身に汗無く, 剤頸に還る. 小便不利し. 渇して水漿を引く者, 此れ瘀熱, 裏に在りとなす. 身, 必ず黄を発す. 茵蔯蒿湯此れを主る) とあり, 条文の中の「但だ頭汗出て, 身に汗無く, 剤頸に還る」や「小便不利し」, そして「渇して水漿を引く者」は「此れ瘀熱, 裏に在りとなす」を意訳すれば, 「首から上に汗をかいて, 体は汗をかかず, 小便が少なく, 喉が渇いて水分を欲しがる時は瘀熱が消化管にある」と書かれている.

再発性アフタは脾胃（消化管）に熱がある時に発症するといわれている. 茵蔯蒿湯が対応する再発性アフタは, 脾経湿熱の存在が陰を傷つけている場合であろう. 再発生アフタでよく使う瀉心湯類と微妙な違いがある. 一般に瀉心湯類は芩連剤ともいわれ, 黄連, 黄芩で心熱, 胃熱, 肺熱をターゲットにしている.

本方を生薬構成からみると, 茵蔯蒿は黄疸に対する代表薬であり, 利胆利湿作用, 清熱解毒作用, 抗菌作用がある. 山梔子は清熱瀉火（滋

陰）の作用を持つ．大黄は代表的な瀉下薬であるが，腸管内の腐敗した炎症産物を排出（攻積），湿熱を清熱利湿する．総じて消化管の湿と熱，熱はとりわけ鬱滞していた熱—瘀熱を取り去る方剤となる．

口腔領域に本方を使用する場合は，瘀熱からの再発生アフタに有用である．

なお，本方の長期連用は山梔子の腸間膜静脈硬化症（Mesenteric Phlebosclerosis：MP）に注意が必要である．

25 三黄瀉心湯

出典は『金匱要略』．方意は清熱瀉下である．生薬構成において黄芩は上焦の清熱，黄連は中焦の清熱，大黄は下焦に対しての清熱，いわゆる三焦に対しての清熱の方剤である．本方を処方する際は，精神不安や易怒性，不眠，胸が熱苦しいなど心熱があり，便秘を確認の上，再発生アフタに適応する．

なお，本邦では三黄瀉心湯はエキス製剤として数社が製品化しているが，1日量として3倍程度の開きがあるので，症例に応じて使い分けるのが望ましい．症例では症例Ⅰ-2（p.2），症例Ⅲ-12（p.40），症例Ⅴ-6（p.69）を参照．

26 帰脾湯

出典は『済生方』．帰脾湯の生薬構成は気虚に対しての基本方である四君子湯に，黄耆・当帰・竜眼肉・酸棗仁・遠志・木香を足したものである．すなわち，気虚のため血をコントロールできなくなった状態に対応する方剤となり，方意は補気血安神となる．薛己撰『口歯類要』附方并註に「帰脾湯一名済生帰脾湯　思慮脾を傷り，便血，盗汗，晡熱等の症を治す」とある．

口腔領域では思慮過度，抑欝気分，不眠などを伴う口腔異常感症に用いる．

27 加味帰脾湯

出典は『済生全書』．方意は帰脾湯と同じく補気血安神であるが，若干異なる．原典では，帰脾湯に柴胡，山梔子，牡丹皮を加えたものとなっているが，エキス剤では，製薬会社3社とも柴胡，山梔子の2味のプラスである．帰脾湯よりも熱証で症状の激しいものが対象となる．薛乙撰『口歯類要』附方并註に「加味帰脾湯　即ち前方に柴胡，丹皮，山梔を加う．思慮脾火を動じ，元気損傷し，体倦れ，発熱し，飲食思わず，失血し，牙疼く等の症を治す」とあり，口腔領域では，口腔異常感症，非歯源性歯痛，歯軋り，顎関節症などが対象となる．

本方と帰脾湯の使い分けは，陰の消耗による熱証すなわち虚熱があるかないかである．口腔異常感症の時に用いる欝証の分類では，本書において陰虚欝証と気虚欝証にそれぞれの方剤を配した．また症例は，症例III-10（p.37）と症例III-11（p.39）を参照されたし．

28 立効散

出典は『衆方規矩』．方意は清熱止痛である．口腔領域に用いる方剤として，一番に挙げなくてはならない方剤なのかもしれないが，現代の歯科治療では，西洋薬の鎮痛薬，抗菌薬，そして歯科治療機材の発達使用により影の薄い存在である．ただ，これら現代的な方法が使えない時や，この方剤のユニークさがわかると歯科治療のいろいろな局面で活用が可能である．

東洋医学的歯痛のとらえ方は，胃経は上顎の歯齦（歯茎）を走行し，大腸経は下顎の歯齦を走行する．体内の熱が，特に胃と大腸の熱邪が

さかんな場合，熱邪は経絡に沿って上行し，歯齦の気血の流れを塞ぐ
ため疼痛が生じ，また風邪の侵入により，急性疼痛が起こることもあ
るとされている．いわゆる『痺証』的とらえ方をしている．生薬では
細辛（発散祛風・止痛，局所麻酔作用），防風（祛風），升麻（発散，
清熱），竜胆（清熱利湿），甘草（清熱解毒）と風湿熱痺に対応する構
成になっている．本方は，外用的に用い証をあまり意識しなくても使
用して効果は期待できるが，熱証ととらえると脈は浮，数．舌は紅舌，
黄苔を確認して，内服する前に患部を狙って一時（細辛の局所麻酔効
果は10秒で出現）口に含むと一層好結果が期待される．適応症は歯
痛，歯周病（歯齦炎），口腔異常感症など．

29 　　　　　　　　　栀子柏皮湯

『傷寒論』からの出典である．口腔内では口内炎に使用する．山栀子，
黄柏，甘草からなり，消化管の湿熱に対応するが，湿熱の熱に対して
は茵蔯蒿湯と茵蔯五苓散の中間である．消化管の湿熱は口苦，口臭，
口内炎などが口腔症状として現れるが，口腔以外の症状としては，下
痢，残便感，食欲の亢進がある．

30 　　　　　　　　　平胃散

『和剤局方』からの出典である．軽度な消化器症状（胃痛，食欲減退，
下痢）を伴った口内炎に効果がある．構成生薬の蒼朮は祛湿薬であり，
消化管内の過剰な水分を捌き，行気作用のある厚朴と理気作用のある
陳皮は消化管の機能を回復させ，甘草は諸薬の調和や諸薬の薬能を中
焦に留め，生姜，大棗は一緒に用いることで消化機能促進，食欲増進
に働く．口内炎に頻用する半夏瀉心湯や黄連解毒湯など黄芩を含む方
剤とは構成生薬が異なるので合方や転方の選択肢になる．肝機能に問

題がある場合や，再発性アフタを黄連解毒湯や半夏瀉心湯で治療し，いったん治った患者が，暴飲暴食で消化管にダメージを受け，口内炎を再発した場合に本方を用いることなどがある．

31　白虎加人参湯

『傷寒論』『金匱要略』からの出典である．口腔領域では口腔乾燥に用いられる．生薬構成は，粳米，人参，知母，石膏，甘草からなる．方意は清熱止渇である．

『傷寒論』の第26条に「服桂枝湯，大汗出後，大煩渇不解，脈洪大者，白虎加人参湯主之」とあり，その意味は「桂枝湯を服用した後，大量の汗が出て，ひどく咽が渇いて，病気が治らない，脈が洪大の者は白虎加人参湯の主治である」であり，本方を処方する際は脈診がポイントの一つである．胃熱，肺熱が脈を駆け巡り，大汗が出て，胃が乾いている様の描写である．

粳米は養胃の働きがあり，消化管や気道粘膜を滋潤する．人参は代表的な補気薬で，生津作用がある．知母は瀉火の働きがあり，『薬性提要』に「肺胃の熱を瀉し，腎の燥きを潤し，陰を滋す」とある．石膏は清熱瀉火薬の代表である．甘草は調和となっているがそれ自体にも清熱作用がある．

32　麦門冬湯

出典は『金匱要略』である．生薬構成は，麦門冬，半夏，人参，粳米，甘草，大棗となっている．「滋陰」作用のある麦門冬，粳米．「補気」作用のある人参，粳米．「燥湿」「祛痰」作用のある半夏．「鎮咳」作用のある麦門冬となり，総じて滋陰祛痰鎮咳の作用のある方剤である．口腔領域では口腔乾燥に用いる．しかし，エキス漢方製剤の説明

Ⅸ　方剤解説

では咳，喘息と記載されているので，健康保険で請求するには一工夫必要となる．「口腔と咽喉は一体不可分であり，咽喉から口腔にかけての乾燥，咳に麦門冬湯を用いました」と適用欄に記載している．

33　四逆散

　出典は『傷寒論』である．生薬構成は柴胡，枳実，芍薬，甘草からなる．柴胡と芍薬を合わせることで疎肝和血の働きがあり，芍薬と甘草は芍薬甘草湯の，骨格筋，平滑筋の緊張を和らげる働きが期待される．枳実は，消化器の働きを活発にする働きがある．総じて肝脾の和解剤といわれている．方名からもわかる通り四肢の冷えや，胸脇苦満，精神症状（イライラ，不眠，抑うつ感）を確認の上，口腔領域では，口腔異常感症，顎関節症，口内炎などに使用される．

34　小柴胡湯

　出典は『傷寒論』である．本方は，古来多くの疾患に対し用いられてきた．口腔領域で処方に手づまりな時，本方を思いつき助かった経験がある．構成生薬は，柴胡，半夏，黄芩，大棗，人参，甘草，生姜である．口苦，舌苔などの口腔症状がこの方剤の処方の目安のうちに入っている．胸脇苦満，精神症状（イライラ，不眠，抑うつ感）を確認の上，口腔領域では口腔異常感症，口臭，口内炎などに使用する．

　なお，黄芩を含むので間質性肺炎などの注意は必要である．「注意を要する生薬，その他」の項（p.130）参照．本方はかつて社会問題になったことがあった．社会問題化するほどのことなので，漢方薬だけの原因ではなかった．漢方教育，健康保険制度，エキス剤に形を変えた漢方薬など複合的なことが重なったためである．本件は不幸なことであったが，それを受けて社会の意識，関係者の意識が変わっていっ

たことは，是としたい．

35　大柴胡湯

　『傷寒論』『金匱要略』からの出典である．生薬構成は，柴胡，半夏，
黄芩，芍薬，大棗，枳実，生姜，大黄である．小柴胡湯から人参，甘
草を去り，大黄，枳実を加え実証に対応する構成になっている．口腔
領域では口内炎，口腔異常感症などに用いるが，精神症状（イライラ，
不眠，抑うつ感）や腹部全体が膨満し，胸脇苦満が強く腹壁に緊張感
があるなど実証の特徴を確認することである．

　なお，エキス剤には大黄を抜いた大柴胡湯去大黄もある．

36　芍薬甘草湯

　『傷寒論』からの出典である．生薬構成は，二味の芍薬と甘草から成っ
ている．「酸甘化陰」という言葉がある．酸味と甘味のある生薬を組
み合わせることで，より陰分を補う作用が高まることを意味する．酸
味の芍薬は肝に入り補血，甘味の甘草は脾に入り補気する．

　そして，芍薬は鎮痙作用があり，甘草は調和薬，緩和薬であり体内
にその薬効を止め筋肉（横紋筋および平滑筋）の痙攣を鎮める．こむ
ら返りや腹部疝痛に用いる．口腔領域では筋の強張りがある歯軋り，
顎関節症，三叉神経痛などに用いる．70代の女性で，10年以上前
に三叉神経を発症し，神経ブロック治療で寛解していたが，最近少し
嫌な感じがするとの訴えに本方を処方した．後日感想を聞いたら，「患
部が少し暖かくなるような感じがして，楽になった」と話されていた．
その後，歯周病の定期検診の折り，頓用で処方を希望されることがあっ
た．注意点は甘草が5〜6gと多いので，頓用がよい（p.125「注意
を要する生薬，その他」にある「2.甘草」の項を参照）．

Ⅸ　方剤解説

121

X 漢方エキス製剤運用の注意点

◎漢方治療はエキス剤の普及により医師の9割近くが日常において処方しているという現実がある．このことは一見喜ばしいことではあるが，問題点も多く出てくることを予見させる．歯科医師の立場で漢方治療，漢方薬を保険診療ベースで運用することは制限があるが，歯科医院を訪れる患者の多数が漢方薬を内服しているのも現実である．自分は漢方薬を扱わないから漢方の知識は必要ないと考えるならば，医療者として患者の期待に応えるチャンスを逃すことになるかも知れない．ここで述べる「漢方エキス製剤の運用の注意点」は，漢方薬を処方する歯科医師はもちろんのこと，処方しない歯科医師でも医療者の常識の一部として知っておいてもらいたいことをまとめた．

漢方処方の決定の方法

臨床において漢方薬を処方する時は「**証**」，「**投薬反応**」，そして現代は「**臨床検査**」の3つが肝要である．

証と四診

東洋医学の診察法は，病気を診るのではなく病人を診るとされ，漢方医学的視点に基づく患者と術者の人間関係を重視する．「証」は四診を通じて決定される．増永静人は「証」を「医者と患者との人間関係の中で作られる行為的類型」といっている．「四診」について東洋医学の本では一般的に，「望診」は全体や眼，顔色，皮膚，爪，頭髪，口唇，舌（舌診）の観察であり，現代の「視診」にあたる．「聞診」は聴覚と嗅覚による患者からの情報収集．「問診」は現代医学と類似点が多いとし，「切診」では脈診は急性疾患を，腹診では慢性疾患を診ることが多い，となっている．しかし『難経』において「四診」の「望診」は「望んで之を知るを神という」，「聞診」は「聞いて之を知るは聖という」，「問診」は問

うて之を知るを工という」,「切診」は「切して之を知るを巧という」と
なっている.だいぶ趣が違うのである.歯科診療の中で「望診」を一つ
の例として考えると,「急性歯髄炎の患者が来たとしよう,レントゲン
写真で確認,抜髄,根充,歯冠修復は言葉を費やすことなく,また患者
の期待を裏切ることなく治療は完結する」,これは「望診」の中では視
覚だけの治療(視診)である.一方,東洋医学的視点でとらえると,急
性歯髄炎を治すのではなく,急性歯髄炎を起こした歯を所有する人を見
ることとなる.性別,年齢,職業,体型や声の大きさや,診療中に患者が
「ついつい眠れないものでその時甘いものを食べてしまって」とか「忙
しくて歯ブラシが十分でなくて」などの発言はとても貴重なものになる.
東西医学の比較になるが,肉眼で確認できないものをレントゲン写真で
確認診断する明快さと,症状を通してその人なりを伺う広さは「視診」
と「望診」の違いであり,優劣の問題ではなく両方を認め,活用するこ
とが大事である.歯科医師の活動において,昭和の時代は数多い「虫歯」
治療に追われていたが,令和では高齢社会における口腔機能維持を担当
することを勘案すると,ますます東洋医学的視点が有用となる.

投薬反応

『傷寒論』には,たくさんの投薬反応が記されている.第26条の白
虎加人参湯のところでは「服桂枝湯,大汗出後,大煩渇不解,脈洪大者,
白虎加人参湯主之」とあり,桂枝湯を処方後に起こった変化を「大汗」,
「大煩渇」,「脈洪大」としてこれらが起こった場合は白虎加人参湯を処
方するという意味である.投薬反応から次の治療を進めていることがわ
かる.

一般的に随証治療において投薬して無反応なときは証を取り直し,反
応が良い時は「正治」としてその処方の量,投与期間を考えることにな
る.「正治」に対して証を見誤った「誤治」というものがある.多くの
漢方薬の作用点が神経・免疫・内分泌など生活制御システムの中枢にあ
るため,自律神経系の変化として良くも悪くも現れる.例として食欲不
振,便通異常,不眠,火照り,頻尿,発汗,口渇,めまい,月経不順,

生理痛などがあるが，意図しない変化の場合は証を取り直すことになる．もう一つ投薬反応で漢方独特なものとして「瞑眩」というものある．これは好転反応の一つととらえている．『漢方用語大辞典』では，①服薬後に一時的に現れる種々の予期しない反応，悪心・頭眩・胸悶など，②頭がふらつき，目がくらみ，目を開けていられない症状のことといっている[20]．

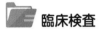
臨床検査

　漢方薬投与時に気をつけなくてはならないことに副作用の問題がある．副作用は体表面の過敏反応として皮膚や粘膜の障害があり，皮膚の発疹，発赤，掻痒感などがある．桂皮，当帰を含むものに多いとされている．身体深部の過敏反応として肺や肝蔵に障害を起こすものがあり黄芩を含むものが多い．神経内分泌系の反応としては，麻黄のエフェドリンによる気管支拡張，心拍数増加，意識覚醒．附子のアコニチン類による不眠，不安，ほてり，不整脈，心不全．甘草のグリチルリチン酸は，酵素阻害作用により，コルチゾールを増加させ，電解質異常，高血圧，浮腫，筋力低下などを呈する偽アルドステロン症を引き起すことが知られている．いずれにしても副作用に関しては，血液検査など臨床検査を重視しなくてはいけない．

注意を要する生薬，その他

1	麻黄

　口腔領域では麻黄の入った処方で代表的なのは葛根湯である．この生薬の使用ポイントは発汗するものには使用しないことである（p.14の症例Ⅱ-2 参照）．また，成人1日量の上限を，目安として8gとしている．多くなると副作用症状として**不眠，多汗，動悸，脱力感，精神興奮**などが現れる．エフェドリンを含み薬理作用としては中枢神経刺激作用，交感神経興奮作用がある．

麻黄を含む方剤

- 6.0g　越婢加朮湯
- 5.0g　麻黄湯，神秘湯
- 4.0g　葛根湯，五虎湯，薏苡仁湯，麻杏甘石湯，麻杏薏甘湯，麻黄附子細辛湯
- 3.0g　小青竜湯
- 1.2g　防風通聖散
- 1.0g　五積散

2　甘草

多くの処方に甘草は含まれる．口腔領域に使用する漢方処方にも多く含まれる．よって必然的に甘草の副作用は遭遇しやすいので注意を要する．

対応方法は観察を十分にし，血液検査においてカリウム値のモニタリングがある．甘草の摂取量は成人1日量の上限を，目安として6gとするが，高齢者や体の小さい人は影響が出やすいといわれているので，量の調整は必要となる．

副作用症状としては**高血圧症，低カリウム血症，むくみ**がある．また，主成分のグリチルリチン酸は副腎皮質ホルモン様の作用があり，あたかも副腎皮質ホルモンから分泌されるホルモンのアルドステロンが過剰分泌されているかのような症状を呈する偽アルドステロン症や，低カリウム血症の結果，筋肉がおかされ萎縮し，力が入らないミオパシーがあり，注意を要する．

甘草を含む方剤

- 8.0g　甘草湯
- 5.0～6.0g　芍薬甘草湯

5.0g　甘麦大棗湯

3.0g　黄連湯，排膿散及湯，桔梗湯

2.5g　半夏瀉心湯

2.0g　葛根湯

1.5g　補中益気湯，十全大補湯

3　附子

　副作用は，その主要成分「アコニチン」の作用による．神経細胞の興奮を伝えるのはナトリウムイオンとカリウムイオンの濃度勾配（濃度の差がある部分）があるためであるが，アコニチンの作用が働くと，ナトリウムイオンが細胞膜を通りやすくなるため，神経細胞の機能不全をもたらすことがある．その結果，**動悸，のぼせ，舌のしびれ，吐き気**などの中毒症状を起こすといわれている．現在のエキス製剤に含まれている附子はすべて滅毒処理（*修治）されているため，通常の範囲内で使用していれば附子中毒の心配はない．しかし，病気の症状や体質によっては，副作用が強く現れる人がいるため注意を要する．附子末は単独で用いることは少なく，調剤用としてエキス剤，錠剤の形で提供されている．強心，鎮痛，利尿の効果がある．

附子を含む処方

1.0g　牛車腎気丸

1.0〜0.5g　八味地黄丸

0.5g　桂枝加朮附湯，真武湯，葛根加朮附湯

***修治**（しゅうじまたはしゅうち）
修治とは生薬が持っている特定の効果を引き出すことや，峻烈な作用を抑制することで毒性を減弱することである．前者では，生姜を修治すると温める作用が生まれる例があり，後者は附子が代表的な修治の使い方である．

Column

甘草について

多くの方剤に甘草が含まれる．西洋医学的観点では，活性酸素を除去する効果，肝機能を高める効果，アレルギーを抑制する効果，ストレスをやわらげる効果，免疫力を高める効果，ホルモンバランスを整える，ダイエット効果などがある．漢方医学的観点において甘草の効能を考えると，漢方薬の運用の際に役に立つ．

江戸時代の医家で岡本一抱はその著書『和語本草綱目』の中で「其の入る所は中焦脾胃の部にあり」「附子理中湯に甘草を用いる者は，其の速やかに上がり過ぎんことを恐れてなり．調胃承気湯に甘草あるは，其の速やかに下り過ぎんことを恐れてなり．此れ皆之を用いて，其の薬性の急速を緩す」といっている．甘草は他の生薬の効果が体内に留まり効果が長続きするように働いている．逆に留める作用のため，浮腫や，血圧が高くなると想像できる．

甘草の働きで「急迫を治す」とあるが，方剤では，甘草の 3g 以上を含むものがそれにあたる．対象になる疾患は突然，急な症状が多い．吉益東洞は『薬徴』で「急迫を主治するなり．故に裏急・急痛・攣急を治す」と言っている．

また，甘草の働きで「調和」とあるが，方剤に含まれる甘草の量が，2g 以下のものがそれにあたる．長沢道寿は『増補能毒』で「百薬の毒を消す．」と言っている．

甘草の入らない方剤を見ていくと，その効果が中焦脾胃の部にないことに気づく．例として，上焦に奏功する半夏厚朴湯，半夏白朮天麻湯や下焦に奏功する八味地黄丸，真武湯，猪苓湯，大承気湯には甘草が含まれていない．また「其の薬性の急速を緩す」の逆の証明になるが，熱に対し迅速にそれを改善する黄連解毒湯，三黄瀉心湯，三物黄芩湯，茵蔯蒿湯，寒に対応する呉茱萸湯，真武湯も甘草を含まない方剤である．

X　漢方エキス製剤運用の注意点

4 大黄

　江戸時代の薬種商や，今でも生薬を扱う人々の間では，「将軍」という別称で名が通っている生薬である．大黄を含む処方群は「大黄剤」とよばれている．

　口腔領域の治療において便秘は遠い存在に思えるが，再発性アフタで便秘がある場合は大黄の含まれる方剤を選択することがある．また，歯周病の項で述べた通り，**口腔と腸は一体で考えていかなければならない**．便秘など消化器の不調は口腔の不調と表裏一体である．

　瀉下が一つの目標なので，下痢がひどい時は調整が必要になる．臨床において，患者にひとこと話しておくことが，漢方薬内服のコンプライアンスを上げるコツになる（p.4 の症例 I -5 参照）．

大黄を含む処方
4.0g　大黄甘草湯，麻子仁丸
3.0g　桃核承気湯，通導散，三黄瀉心湯
2.0g　大黄牡丹皮湯，潤腸湯，調胃承気湯，大承気湯， 　　　桂枝加芍薬大黄
1.5g　防風通聖散
1.0g　大柴胡湯，治打撲一方，茵蔯蒿湯

5 桂皮

　香辛料または薬用に，古来より重要な植物として取り扱われてきた．『神農本草経』には，「桂枝は，よく百薬を導き，血脈を通じ（血液循環を良くし），煩を止め（イライラを抑え），汗を流す」と述べられている．またエジプトの古文書や，ギリシアの薬草書にも記述がある．

　桂皮を含む保険適応のエキス製剤は多い．副作用症状として皮膚，粘膜の過敏反応により**薬疹（発疹，発赤，搔痒感）**があり，重症型で

は水泡，びらんが現れる．

桂皮を含む処方

- 4.0g 安中散，黄耆建中湯，桂枝加芍薬湯，桂枝加芍薬大黄湯，桂枝加朮附湯，桂枝加竜骨牡蠣湯，桂枝湯，桃核承気湯，小建中湯，当帰建中湯，麻黄湯，苓桂朮甘湯
- 3.5g 桂枝麻黄各半湯
- 3.0g 黄連湯，九味檳榔湯，桂枝芍薬知母湯，桂枝茯苓丸，柴胡加竜骨牡蠣湯，柴胡桂枝乾姜湯，十全大補湯，小青竜湯，治打撲一方，当帰四逆加呉茱萸生姜湯
- 2.5g 茵蔯五苓散，人参養栄湯
- 2.0g 胃苓湯，温経湯，葛根湯，葛根加川芎辛夷，柴胡桂枝湯，柴苓湯，女神散
- 1.5g 五苓散
- 1.0g 牛車腎気丸，五積散，八味地黄丸

6 当帰

　当帰は，まさに帰るという意味である．一説によると，生薬を山に採りに行った夫がなかなか帰ってこない．夫を待っている間に妻は心配で婦人病を患った．やっと帰ってきた夫の持って帰ってきた生薬を飲んだら治ったという物語がこの生薬の名前の由来とされている．

　当帰の副作用は，皮膚，粘膜の過敏反応により**薬疹（発疹，発赤，搔痒感）**があり重症型では水泡，びらんがある．また**食欲不振**，胃部不快感，悪心，嘔吐，下痢等に留意が必要である．

当帰を含む方剤

- 6.0g 乙字湯
- 5.0g 当帰飲子，当帰湯，竜胆瀉肝湯

4.0g	芎帰膠艾湯, 七物降下湯, 当帰建中湯, 人参養栄湯, 薏苡仁湯
3.0g	温経湯, 温清飲, 加味逍遙散, 五淋散, 滋陰至宝湯, 四物湯, 十全大補湯, 潤腸湯, 消風散, 清暑益気湯, 清肺湯, 大防風湯, 猪苓湯合四物湯, 通導散, 当帰四逆加呉茱萸生姜湯, 当帰芍薬散, 女神散, 補中益気湯, 抑肝散, 抑肝散加陳皮半夏
2.5g	滋陰降火湯
2.0g	五積散

7 黄芩

　一般にコガネバナの和名が用いられ，漢字で「黄金花」と表すところから，黄金のような黄色の花が咲くように思われやすいが，実際は紫紅色の花である．

　名の由来は，根が黄色であることに基づいたものである．利尿，抗炎症，抗アレルギー作用がある．

　黄芩は漢方薬による**薬物性肝障害**に高率で関係し，柴胡と黄芩の組み合わせが多いといわれている．約半数が無症状で，中高年，女性に多い．対策としては服用 3 カ月ごとの血液検査で ALP，γ-GTP，ALT，AST 等のチェックが重要である．また，**間質性肺炎**についてもはっきりした原因と特定されていないが，注意が必要である．

　なお，薬剤性間質肺炎の発症機序は不明であるが，黄芩に限らず漢方薬（生薬）ではアレルギーによって発現されるとの見方が多い．症状は投薬後，発熱，息切れ，呼吸困難，乾燥性咳嗽である．

黄芩を含む処方

口腔領域で使用する方剤で黄芩を含むものは多い．以下の23処方の内最初の5処方は口腔領域で頻用処方である．
半夏瀉心湯，温清飲，黄連解毒湯，三黄瀉心湯，荊芥連翹湯，
小柴胡湯，柴苓湯，柴朴湯，小柴胡湯加桔梗石膏，
柴胡加竜骨牡蛎湯，大柴胡湯，清心蓮子飲，柴胡桂枝湯，
柴胡桂枝乾姜湯，女神散，防風通聖散，辛夷清肺湯，乙字湯，
三物黄芩湯，潤腸湯，清肺湯，二朮湯，清上防風湯

8　山梔子

山梔子とは，梔子（くちなし）の果実が熟しても開裂せず口を開かないので「口無し」になった等の説がある．消炎排膿薬，皮膚疾患用薬，尿路疾患用薬，精神神経用薬に使われている．

腸間膜静脈硬化症（MP） は山梔子を含む漢方薬の長期投与（数年〜数十年）で発症報告されている．症状としては，腹痛（右側），下痢，嘔気，嘔吐，便潜血陽性である．

山梔子を含む処方

茵蔯蒿湯，温清飲，黄連解毒湯，加味逍遙散，荊芥連翹湯，
五淋散，柴胡清肝湯，梔子柏皮湯，辛夷清肺湯，清上防風湯，清肺湯，
防風通聖散，竜胆瀉肝湯

9　膠飴

糖尿病と歯周病は，ともに国民病といわれている．糖尿病と歯周病の関係も現代医学では，明らかになってきている．臨床においても糖

X　漢方エキス製剤運用の注意点

尿病患者の歯周病管理は日常的である.

　膠飴は水飴であるが漢方に用いるのは糯米由来のものがよいとされている. 膠飴の成分は, 主にマルトース (麦芽糖), つまり二糖類である. 現在はカロリーベースで糖尿病を考えるより, 糖質の摂り方に注目されているが, 過去の診療中に, 糖尿病を併存症とした歯周病の患者が, 消化器の手術後, 他科で処方された大建中湯に飴が入っていることを気にしている様子だった. エキス剤の大建中湯の1日の満量内服時のカロリー数を調べたところ, コタロー大建中湯27g/dayで104kcal, ツムラ大建中湯15g/dayで60kcalである. 参考までに男性茶碗 (150g) ごはんは252kcalである.

　また, 糖尿病の治療薬α-グルコシダーゼ阻害薬 (α-GI) は, 二糖類から単糖への分解をする段階での, 二糖類水解酵素の働きを阻害する. そのため糖質の消化吸収の速度が遅くなり, 食後の血糖値の急上昇を抑えられる. α-GIを服用して膨満感が起こった時, 大建中湯や小建中湯の服用を控えるように指導が出ている.

　歯科治療において免疫力の低下のため経過の思わしくない歯周病患者に黄耆建中湯を処方する際, **糖尿病の有無・状態とその治療薬に何が処方されているか注意が必要である.**

10　石膏

　石膏には止渇, 鎮痛, 消炎, 解熱の効がある. 高熱, 咽頭痛, 扁桃炎, 喘息, 気管支炎, 関節痛, 関節リウマチ, 各種皮膚疾患, 糖尿病など応用範囲は広い. しかし, 原則として**冷え症で体の弱い人には注意**を要する. 石膏の薬理作用としては止渇作用, 利尿作用などが報告されており口腔領域では, 白虎加人参湯が口腔乾燥に用いられている. 生薬で使用する石膏は二水石膏である. 硫酸カルシウム・2水和物 ($CaSO_4 \cdot 2H_2O$) を二水石膏, 軟石膏, または単に石膏 (ギプス, 狭義の「石膏」) という. ちなみに, 歯科技巧で使用するのは硫酸カル

シウム・1/2 水和物（CaSO$_4$・1/2H$_2$O）で，半水石膏，焼石膏または**バサニ石（ベイサナイト）**という．

11 乳糖

　漢方エキス製剤の多くは添加剤として乳糖を含む．この乳糖によって**下痢，腹痛，放屁の増加，腹部膨満**などを起こす可能性が指摘されているが，漢方エキス製剤に含まれる乳糖で消化器症状を起こすことは比較的まれのようである．

日常生活の薬との関連

　昨今，その中身は漢方薬であるが，名前がカタカナの薬剤名で販売されているものが多くなってきた．科学技術が進み漢方生薬の成分を利用した製剤も存在する．患者自身漢方薬を飲んでいる自覚がなく，同じものを病院で処方され，結果として，オーバードーズになることもあるので注意を要する．

　例として以下に示す（**表 1**）

表 1　商品名と漢方生薬

商品名	漢方生薬
新コッコアポ S 錠®	防風通聖散
ナイシトール®	防風通聖散
カコナール®	葛根湯
ユリナール®	清心蓮子飲
ハルンケア®	八味地黄丸
ビスラットゴールド®	大柴胡湯
ルビーナ®	連珠飲
チクナイン®	辛夷清肺湯

X　漢方エキス製剤運用の注意点

また，漢方生薬由来のエフェドリン類含有製剤，グリチルリチン酸およびその塩類を含有するものは，麻黄，甘草の項で述べた副作用の問題があるので，内服の有無の確認に注意を要する．

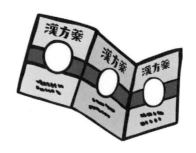

あ と が き

　漢方医学は私にとって「言葉の医学」である．古典，歴代先達の名著，口訣の数々，師匠や先輩達からの教えや同僚との討議，時には研修医からの思い掛けない質問などを通して漢方医学を理解していった．今回この本を上梓するにあたり，データや図表よりも言葉で仕上げていくことにしたのは，その実体験が所以となっている．拙著は自分の経験した症例をもとに書いたので，追試とならびに批判をこう次第である．

　口腔領域への治療に漢方を用いることを始めた時，市井の人々からは「虫歯に薬草を詰めるのか？」と言われるほどに口腔領域に漢方を用いることは認知されていなかった．その当時，慶應で御指導を受けた永井哲夫先生から，この分野が世間に認められるためには，たとえ一症例の発表でもよいから兎に角，自分自身が学会で発表する回数を増やして普及させていくしかないと勧められ，その言葉がこれまでの発表活動の源泉となった．永井先生にはこの場を借りてお礼を申し上げたい．本書に症例として提示したものは，日本東洋医学会，日本歯科東洋医学会，日本歯科心身医学会，日本口腔内科学会などで，私自身が学会発表したものや，『漢方の臨床』などの雑誌での発表が元になっている．また，治療するにあたり患者の皆様からの症状の訴えや，漢方薬を飲みどのような変化があったかなどの言葉が，より漢方を深く理解するための糧になった．この場を借りて，これらの糧となったすべての言葉を授けてくださった皆様に深い感謝の意を捧げたい．

　そして，初めての出版に際し，拙い原稿の編集に苦労して頂いた医歯薬出版株式会社の稲尾史朗氏に感謝申し上げる．

　また，家庭のことを顧みないタイプの私に文句を言いながらも，最後には味方になってくれた妻に感謝する．

　2025 年 1 月

　　　　　　　　　　　　　　　　　　　　　　　小澤　夏生

文献

1) 曽野維喜：東西医学よりみた傷寒論．南山堂，p361，2002．

2) 高金亮・他：中医基本用語辞典．東洋学術出版社，p70，2006．

3) 新釈・小曽戸丈夫：素問．たにぐち書店，p45，2006．

4) 章真如：風火痰瘀論．東洋学術出版社，p82，1999．

5) 江部洋一郎，横山静夫：経方医学1―「傷寒・金匱」の理論と処方解説 第3版．東洋学術出版社，p140，1997．

6) 日本歯科心身医学会：歯科心身医学．学術社，p292，2008．

7) 遠藤至六郎：舌ノ神経症ト其ノ二型．口腔外科通論及手術学．歯科学報社，p427-428，1937．

8) 創医会学術部：漢方用語大辞典．燎原書店，p59，1984．

9) 高金亮・他：中医基本用語辞典．東洋学術出版社，p44，2006．

10) 創医会学術部：漢方用語大辞典．燎原書店，p1127，1984．

11) 高金亮・他：中医基本用語辞典．東洋学術出版社，p555，2006．

12) 新釈・小曽戸丈夫：素問．たにぐち書店，p22-23，2006．

13) 高橋秀実：免疫と漢方：黄帝内経に啓示された古代人の叡智．日東医誌，64（1）：1-9，2013．

14) 服部征雄：漢方薬の薬効には腸内細菌が関与する．腸内細菌学雑誌，26：159-169，2012．

15) 高金亮・他：中医基本用語辞典．東洋学術出版社，p640，2006．

16) 江部洋一郎，横山静夫：経方医学1―「傷寒・金匱」の理論と処方解説 第3版．東洋学術出版社，p62，1997．

17) 創医会学術部：漢方用語大辞典．燎原書店，p938，1984．

18) Natsuo OZAWA et al：Effects of Topical Hangeshashinto (TJ-14) on Chemotherapy-Induced Oral Mucositis．Cancer Manag Res，12（12）：1069-1078，2020．

19) 創医会学術部：漢方用語大辞典．燎原書店，p148，1984．

20) 創医会学術部：漢方用語大辞典．燎原書店，p1173，1984．

索 引

■あ
アフタ性口内炎······················ 7
暗黙知····························· 44

■い
移情易性························· 47
医食同源························· 76
胃内停水························· 13
胃熱····························· 13
意療·························· 11, 45
陰虚火旺························· 13
陰虚火旺型······················ 22
茵蔯蒿湯······················· 115
陰平陽祕························· 9
陰陽両虚型······················ 22

■う
鬱····························· 46
鬱証··························· 46
温清飲························· 113

■え
エキス剤····················· 12

■お
黄芩························· 130
黄連解毒湯················ 84, 108
黄連湯························· 114
オーラルフレイル··········· 64, 72

■か
火····························· 8
外因··························· 20

■外風
外風····························· 62
顎関節症························· 56
カタル性口内炎··················· 7
葛根加朮附湯················ 33, 102
葛根湯··············· 59, 84, 101
葛根湯加辛夷川芎·············· 101
葛根湯加川芎辛夷·············· 101
加味帰脾湯················ 39, 117
加味逍遙散······················ 110
火論····························· 9
甘草······················· 125, 127
含嗽····························· 89
甘草湯····························· 97
含嗽療法························· 89
甘麦大棗湯······················ 31

■き
気鬱····························· 13
気鬱化火型······················ 22
帰耆建中湯······················ 87
桔梗石膏···················· 87, 98
桔梗湯····························· 97
喜唾····························· 26
帰脾湯···················· 37, 116
虚····························· 73

■け
桂枝加朮附湯··················· 102
形式知····························· 44
桂枝茯苓丸······················ 110
桂皮····························· 128
血熱型····························· 23

■こ

膠飴················· 131
口渇················· 13
口乾················· 13
口腔異常感症··········· 28
口腔乾燥··········· 13, 19
口腔粘膜炎············ 94
口臭················· 99
口内炎············· 1, 6
口味················· 53
牛車腎気丸············ 106
五味················· 51
五苓散··············· 109
混合腺··············· 18

■さ

柴胡桂枝湯············ 106
再発性アフタ············ 1
三因方··············· 19
三黄瀉心湯············ 116
山梔子··············· 131

■し

四逆散··············· 120
梔子柏皮湯············ 118
歯周病··············· 80
四診··············· 122
歯痛··············· 55
湿熱型··············· 23
芍薬甘草湯············ 121
十全大補湯········· 86, 112
十味敗毒湯············ 84
証··············· 122
漿液腺··············· 18
小柴胡湯············· 120
小唾液腺············· 18

■せ

心腎不交型············ 22
真武湯··············· 31

■せ

生理的な火·············· 8
石膏··············· 132
舌痛症··············· 42
千金内托散············ 86
涎唾··············· 18

■そ

相火··············· 9
相火妄動············· 10

■た

大黄··············· 128
大柴胡湯············· 121
大唾液腺············· 18
唾液分泌··············· 19
唾液分泌過多症············ 25
托法··············· 87

■ち

釣藤散··············· 111

■と

当帰··············· 129
当帰芍薬散············ 109

■な

内因··············· 20
内風··············· 62

■に

乳糖··············· 133

■ね
粘液腺······18

■は
肺陰虚型······20
肺熱······13
排膿散及湯··· 80, 81, 84, 99, 114
麦門冬湯······119
八味地黄丸······65, 67, 102
半夏厚朴湯······108
半夏瀉心湯······3, 91, 107

■ひ
脾胃陰虚型······20
脾胃気虚型······21
脾胃水滞型······21
痺証······61
白虎加人参湯······119
病理的な火······8

■ふ
風寒湿痺······62
風湿熱痺······62
附子······126
不内外因······20
フレイル······72

■へ
平胃散······118

■ほ
補中益気湯······86, 110

■ま
麻黄······124

■み
味覚異常······49
未病······73

■よ
癭······83
養生······74
薏苡仁······87
抑肝散······112
抑肝散加陳皮半夏······3, 66, 113

■り
立効散······98, 117
流涎······26

■ろ
六味地黄丸······106

【著者略歴】

小澤　夏生

- 1954 年　秋田市生まれ
- 1979 年　東京歯科大学卒業
- 1995 年　小澤歯科醫院院長（～現在）
- 2006 年　慶應義塾大学医学部歯科・口腔外科教室共同研究員
- 2020 年　慶應義塾大学医学部非常勤講師（～現在）

学位・学会
歯学博士（東京歯科大学）
日本歯科東洋医学会副会長，専門医・指導医
日本歯科心身医学会指導医
日本口腔内科学会専門医・指導医

口腔領域の漢方治療
―勿誤歯科室方函口訣

ISBN978-4-263-20025-4

2025 年 1 月 25 日　第 1 版第 1 刷発行

　　　　　　著　者　小　澤　夏　生
　　　　　　発行者　白　石　泰　夫
　　　　　　発行所　医歯薬出版株式会社

〒 113-8612　東京都文京区本駒込 1-7-10
TEL. (03) 5395-7626（編集）・7616（販売）
FAX. (03) 5395-7624（編集）・8563（販売）
https://www.ishiyaku.co.jp/
郵便振替番号 00190-5-13816

乱丁，落丁の際はお取り替えいたします　　印刷・製本／大日本印刷
© Ishiyaku Publishers, Inc., 2025. Printed in Japan

本書の複製権・翻訳権・翻案権・上映権・譲渡権・貸与権・公衆送信権（送信可能化権を含む）・口述権は，医歯薬出版（株）が保有します．
本書を無断で複製する行為（コピー，スキャン，デジタルデータ化など）は，「私的使用のための複製」などの著作権法上の限られた例外を除き禁じられています．また私的使用に該当する場合であっても，請負業者等の第三者に依頼し上記の行為を行うことは違法となります．

[JCOPY] ＜出版者著作権管理機構　委託出版物＞
本書をコピーやスキャン等により複製される場合は，そのつど事前に出版者著作権管理機構（電話03-5244-5088, FAX 03-5244-5089, e-mail: info@jcopy.or.jp）の許諾を得てください．